臨床家のための
歯科材料学「再」入門

—素材からわかる歯科材料のクセと使用上のコツ—

鶴見大学歯学部歯科理工学講座

早川　　徹

はじめに

コンポジットレジン修復やそれを支える接着の技術、インプラント材料やジルコニア、CAD／CAMなど歯科材料や歯科技術の進歩が歯科治療に革新をもたらしています。歯科材料・歯科技術は日々進歩しています。一方、石膏やインレーワックスのように昔から変わることなく使われている材料もあります。臨床家の先生方にとって、学生時代「歯科理工学」はどんなイメージだったでしょうか？正直、学生時代は苦手だったと言う方が多いのではないでしょうか？いきなり出てくる〝応力－ひずみ曲線〟や金属の〝状態図〟など、図を見てもよく分からないし、弾性率やモノマーとポリマーなど聞きなれない専門用語のオンパレードで、数字もいっぱい出てくる。ポリマーとレジンはどう違うのだろう？ポーセレンとセラミックスは何が違うのだろう？それに、大抵はカリキュラムの都合上、臨床科目を習得する前に講義があるので、印象採得でアンダーカットといわれても何のことやら…と言った感じだったではないでしょうか？

しかし、歯科臨床は、歯科材料・歯科器械なしでは成り立ちません。歯学部には歯科理工学という科目はありますが、医学部には医科理工学という科目はありません。もっとも最近は医学分野でも工学分野との融合が大切だという事で、生体医工学とか生体工学という科目が開講されたりしています。生体医工学部というような名前の学部もできています。それに対して、歯学では、昔から工学との融合が行われてきたのです。それが歯科理工学です。

そうはいうものの、そして、大切なことは十分に分かってはいるものの、どうもとっつきにくい、難しいというのが本音でしょう。印象材の組成や硬化機構を知らなくても、印象はきれいに取れるし、逆に組成や硬化機構を知っているからといってきれいな印象は取れません。確かにその通りです。

でもどうせ使うなら、何でできているか?どうして固まるか?などという事を知ってから使った方が楽しくないですか?本書は、臨床家の先生方に歯科材料に親しみを持ってもらおうと思って企画しました。歯科材料の臨床のワンポイントというよりも、歯科材料を身近に感じてもらう事を主眼に置きました。ですから、はっきり言って、臨床に直接役には立たないかもしれません。でも知っていると楽しい事はあると思います。野球を観戦する時に選手の名前を知らないよりは知っていた方が楽しくないですか?歯科材料も同じです。その性質を知ってもらえれば、材料が身近に感じられると思います。歯科材料に興味を持ってもらえるように、そういう思いでまとめてみました。

白い金が作れないかとよく言われます。どうして金は白くないのでしょうか?アルジネート印象材や石膏は水で練って固めています。その固まり方は違います。どうして水で練ると固まるのでしょうか?レジン粉末は水と練っても固まりません。どうしてなのでしょうか?リン酸亜鉛セメントは、昔はよく使ったけれど、近頃はあまり使われないようです。どうしてでしょうか?こんな事を知ってもらいたくて、本書を書いてみました。学生時代に習った事もあるかと思います。改めて思い起こしてもらえればと思います。

本書ではなるべくイメージがわくような図を多くしました。歯科材料をイメージでとらえるとだいぶ理解しやすくなります。

第一章で金属材料、無機材料、有機材料、複合材料といった素材の基本的な話にかなりの頁をさきました。各素材の特徴、違いなどを捉えてもらえれば、数多い歯科材料の大まかな特徴を理解できるものと考えています。

筆者の浅学のため、歯科材料、歯科器械について、とてもすべてをカバーできません。また、筆者の勝手な思い込みもあるでしょう。最先端の情報も漏れているかも知れません。歯科材料の分類や様式、規格は時代によって変化してきています。例えば、コンポジットレジン充填のシステムは幾つかの変遷を経て変化してきました。また、各メーカーでも充填システムが異なっています。どれが良いか判断に迷うのが現実です。しかしながら、コンポジットレジンや接着材の基本的な考え方が理解できれば、それぞれの操作の意味が理解でき、適切な材料の選択につながってくるものと考えています。

本書によって歯科材料に今まで以上に親しみをもってもらえれば、幸いです。

目　次

第Ⅰ章　素材について　材料を制するにはまず分類から

1　有機材料、無機材料、金属材料、複合材料という分類

世の中は、色々な〝分類〟で成り立っています。分類の仕方もそれぞれの立場、見方などで違ってきます。例えば動物を分類するとどうなるでしょうか?哺乳類、爬虫類、両生類などの分類を理科の授業で習ったかも知れません。それ以外にも、ペットになる動物、家畜になる動物などの分類もあるでしょう。アフリカに住んでいる動物、日本に住んでいる動物など、どこに居るかでも分類できます。分類することによって対象とするものが理解しやすくなります。

車を買う時は、どうやって車を選ぶのでしょうか?何を選択基準にしますか?価格、用途、デザイン、メーカー、或いは新車か中古車か、国産車か外国車かなど、人によって様々でしょう。でも、ドライブ用にトラックを買う事はまずないでしょう。何故でしょう?トラックは荷物を大量に運ぶには適していますが、ドライブには適していない事を知っているからです。車を買うとき、我々は今までの車に関する知識を総動員し、かつディーラー

などから様々な情報を得て、目的に適した車を選んでいます。無意識に、車を〝分類〟しているのです。分類することによって、色々な車の違い、特徴を理解する事ができます。分類することによってそれぞれの違いが分かれば、それに適した使い方ができるのです。

歯科材料も同じです。分類して、その特徴、違いを理解する事によってそれぞれに適した使用方法や使い勝手が理解でき、臨床に役立てることができます。

前置きが長くなりましたが、そういう訳で、まず歯科材料を分類しましょう。そんな事は今更と言う人もいるでしょうが、ちょっと考えてみて下さい。どのような方法で分類しますか？分類の仕方にも色々あります。保険適応か、それとも自費か？誰が使うのか？歯科医か、衛生士さんかそれとも技工士さんか？或いは患者さんが自分自身で使うのか？歯冠修復に使うのか？顎顔面補綴に使うのか？などなど様々な分類の仕方があります。

歯科理工学の立場から歯科材料を理解するために、まずは、素材別に分けてみましょう。洋服の素材が絹とかナイロンとかいう分類も素材の分類です。こういう分類も必要ですが、もっと大きく分類してみましょう。有機材料、無機材料、金属材料、複合材料という四種類の分類です。歯科材料はすべてがこの四種類に分類されます。主な歯科材料をこの四種類に分類した表を示します（表1－1）。なお、セメントは粉が無機材料、液が有機材料という組み合わせが多いのですが、便宜上、本書では無機材料とします。

これら四種類の材料を見比べてみると、有機材料は、比較的軟らかく、変色、着色が起こりやすい、無機材料は硬くて丈夫だけど壊れやすい、アレルギーを起こしにくく審美性に優れている、金属材料は丈夫で長持ちするけど、金属色をしている、金属アレルギーを起こすことがある、複合材料は有機材料よりは丈夫だけれど、金属材料ほどは長持ちしないなど、大まかな性質が分かります。歯科材料に限らず、すべての材料、もっと言えば、地球上に存在する形ある物は概ねこの四種類に分類されます。まず、この四種類の違いをもう一度おさらいしましょう。四種類の違いが分かれば、歯科材料の性質をより理解しやすくなり、ひいては臨床での歯科材料の正しい使い方や使い勝手につながるものと思います。

まずは、有機材料、無機材料、金属材料の違いについて考

表 1-1　歯科材料の素材別分類

素材	歯科材料
有機材料	印象材　ワックス　床用レジン　レジンセメント
無機材料	石膏　セメント　陶材　埋没材
金属材料	金合金　銀合金　コバルトクロム合金 ニッケルクロム合金　チタン　チタン合金 ステンレス合金　アマルガム
複合材料	コンポジットレジン　硬質レジン

えてみましょう。

2　各素材の違い、特徴は何？

(1)　金属材料

金属材料は文字通り金属でできている材料です。歯科材料としては、良く知られているように、金属材料、中でも金が最も古くから歯科材料として使用されてきました。また、現在でも臨床での使用量は最も多い材料です。紀元前数百年頃にフェニキア人が金を加工して歯冠修復物として使用していたと記録されています。〝金〟という材料は不思議な性質を持っています。大昔から多くの人を魅了してきました。中性ヨーロッパでは、他の物質から金を作ろうとする錬金術が盛んに行われていました。今日の「化学」という学問の下地はこの錬金術であると言われています。錬金術を全く違う角度からとらえたテレビアニメもありました。個人的には主題歌も含めて好きなアニメでした。

金はこのように最も古くから歯科材料として使われてきました。現在ではコンポジットレジンやジルコニアなど様々な新しい歯科材料が開発されていますが、未だに物性や適合性の面で金を超える歯科材料がないのも現実です。〝金〟は何時まで経っても〝金〟なのです。

正直、歯科材料屋としては、忸怩たる思いもあります。

(2)　有機材料と無機材料

有機材料は有機化合物でできている材料、無機材料は無機化合物でできている材料です。当たり前の話ですね。それでは、有機化合物と、無機化合物の違いは何でしょうか？無機化合物と金属の違いは何でしょうか？

有機化合物は、もともとは「生命に由来する化合物」という意味がありました。農薬や化学肥料を使わないで有機栽培した野菜や食材をオーガニックと言いますが、オーガニック（organic）とはもともと〝有機〟という意味です。化学的には炭素を含む化合物と定義されています。それ以外で金属でないものは無機化合物とされています。分かったような、分からないような？

炭素を含むとはどういう事でしょうか？二酸化炭素（CO_2）や一酸化炭素（CO）は炭素を含んでいますが無機化合物です。また、炭素単体、すなわち炭素だけでできている物質は無機化合物です。ダイヤモンドは炭素だけでできていて、無機化合物です。鉛筆の芯もグラファイトという炭素です。

有機化合物と無機化合物、金属の違いは、大まかに言えば、燃えるか、燃えないかです。有機化合物はそのほとんどが燃えます。また、ほとんどの無機化合物や金属は燃えません。ただ、世の中、必ず例外というのがあります。たとえばフライパン加工に使われているテフロンは有機材料ですが、燃えません。燃えないからフライパン加工に使われているわけですね。化学的には燃えた後に、水と二酸化炭素が出るのが有機化合物です。砂糖と塩を考えてみましょう。どちらも白い結晶で、どちらも水に溶けます。砂糖は甘く、塩はしょっぱいです。料理の時についつい砂糖と塩を間違えた経験はないでしょうか？見た目には分からないので、間違えてしまいます。素材で分類すると砂糖は有機化合物、塩は無機化合物と全く異なる物です。この砂糖と塩をガスコンロで燃やしてみましょう。すると、どうなるでしょうか？砂糖は燃えますが、塩はまったく燃えません。すなわち、砂糖は有機材料で、塩は無機材料です。なぜ、砂糖は燃えて塩は燃えないのでしょうか？それは結合の仕方が違うからなのです。

(3)　無機材料と金属材料

それでは、無機材料と金属は何が違うのでしょうか？最近新しい歯科材料として注目されているジルコニアは正しくは酸化ジルコニウム（ZrO_2）と言いジルコニウム（Zr）の酸化物です（Ⅱ章5－2）。ジルコニウムは金属ですが、酸化ジルコニウムは無機化合物です。インプラントに使われているチタンは金属ですが、酸化チタン（TiO_2、別名チタニア）は無機化合物です。アルミニウム（Al）と酸化アルミニウム（Al_2O_3、別名アルミナ）、マグネシウム（Mg）と酸化マグネシウム（MgO、別名マグネシア）など、例を挙げると枚挙にいとまがありません。

実は、地球上に金属が金属単独の形で存在する例は数少ないのです。ほとんどの金属は酸素などがくっついた無機化合物（金属酸化物と言います）の形で存在しています。ここから酸素などを取って金属を得ています。その方法は精錬とか冶金と言われています。例えば、鉄は鉄鉱石とコークスとを反応させて、得られます。この反応をさせるのが溶鉱炉です。鉄鉱石の主成分は酸化鉄で、コークスの主成分は炭素です。酸化鉄と炭素との反応を高温で行うと、酸化鉄から酸素が取れて鉄となるのです。

金属がそのままの形で存在するのは、金、銀、白金などの貴金属です。時代劇で川から砂金を取るシーンがありますね。すなわち、金は鉄などと違い、精錬作業なしにそのまま取れるのです。いくら川の砂を洗っても鉄は取れないのです。

余談ですが、金属酸化物、すなわち無機材料か金属かの見分け方ですが、酸化物（無機材料）は英語で言うと例えばジルコニア（zirconia）、チタニア（titania）と言うように、〝a、ア〟で終わっています。これが金属になると、ジルコニウム（zirconium）、チタン（titanium）と言うように〝um、ウム〟で終わっています。こんな事も知っていると便利かもしれません。

3　そもそもでき方、原子の結合の仕方が違います

有機材料、無機材料、金属材料では、それぞれ原子の結合の仕方が違います。結合にも色々な種類があり、分類の仕方も色々です。大きく分けると金属結合、イオン結合、共有結合の三種類になります。これらは結合エネルギーの大きな結合です。それ以外に、水素結合、van der Waals（ファンデルワールス）結合などがあります。これらは結合エネルギーの小さい結合です。まず、結合エネルギーの大きな結合で分類すると、有機材料は共有結合で、無機材料はイオン結合で、金属材料は金属結合で主にできています。

(1)　金属結合

金属結合は文字通り金属を構成する結合です（図1－1）。金属原子の間を自由電子が

〝自由〟に動いています。水銀を除いて、ほとんどの金属は常温、すなわち普通の状態では固体です。そして、ほとんどの金属材料は電気を通します。どうしてなのでしょうか?電気を通すという事は、電気が流れている、すなわち、電子が流れているという事になります。電子がマイナス側からプラス側に移動することによって電気が流れます。金属材料は移動できる電子を持っているのです。この移動できる電子が自由電子です。自由電子があるから電気が流れるのです。

金は何故金色なのでしょうか?金色に見えるのは、金色の光を反射しているからです。これに先ほどの自由電子が関係しています。ちょっと難しくなるかもしれませんが、自由電子はあるエネルギー幅を持っています。光もエネルギーを持っています。波長によってエネルギーは違い、波長が短ければ短いほどエネルギーは高いので

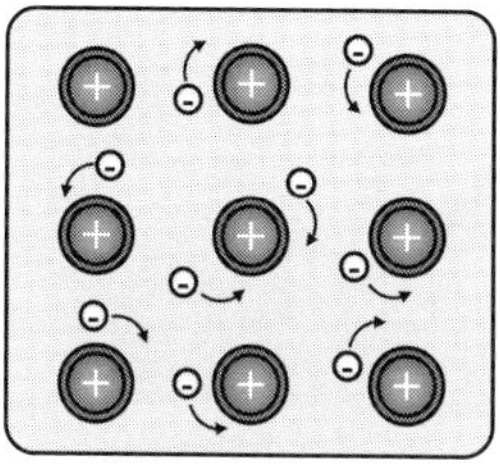

図1-1　金属結合の模式図

す。例えば、紫外線は波長が短くエネルギーが高いので、日焼けしますが、赤外線は波長が長くエネルギーが低いので日焼けはしません。金の場合、金の自由電子のエネルギー幅に相当する波長をもつ光が反射されて金色に見えるのです（図1－2）。すなわち、金が金色をしているのは、金の中にある自由電子によるものなので、自由電子がある限り、金を白くすることはできないのです。

(2) イオン結合

無機材料を構成しているイオン結合はプラスイオンとマイナスイオンがくっついてできる結合です（図1－3）。良く例にでるのが先ほど述べた塩です。塩は化学式ではNaClです。ナトリウムイオン（Na+）と塩素イオン（Cl−）とがくっついたものです。歯科材料の例で考えてみましょう。石膏は化学式では$CaSO_4$と書きます。正確には粉末は半水塩、水

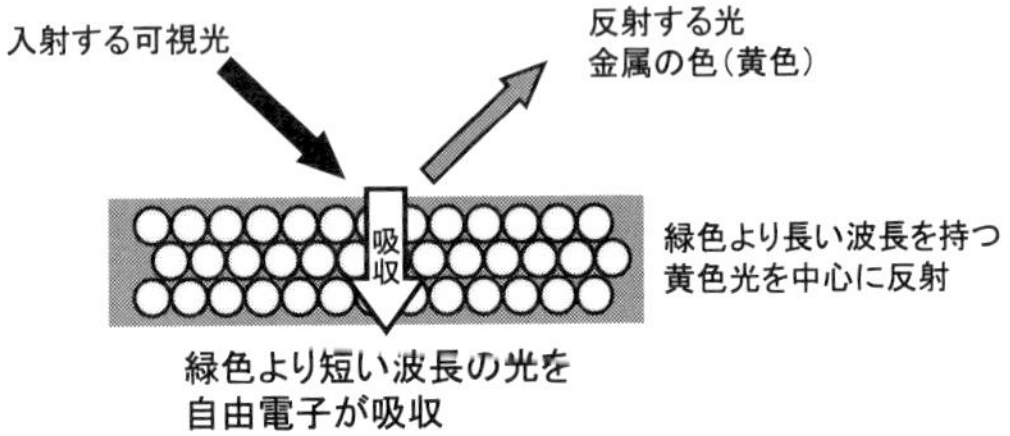

図 1-2　金はどうして金色？

と練って固まったものは二水塩です（Ⅱ章2－2）。石膏は、カルシウムイオン（Ca^{2+}）と硫酸イオン（$SO4^{2-}$）とがイオン結合で結びついてできています。

金属原子と酸素でできている化合物は無機化合物だと言いました。金属原子がプラスイオン、酸素がマイナスイオンになってイオン結合でできています。ジルコニア（ZrO_2）はジルコニウムイオン（Zr^{2+}）と酸素イオン（O^{2-}）とがくっついています。酸化チタン（TiO_2）はチタンイオン（Ti^{4+}）と酸素イオン（O^{2-}）が二個くっついてできているのです。

(3)　共有結合

共有結合は、電子を他の原子同士が〝共有〟する結合です（図1－4）。どんな時に何故、電子を共有するのでしょう？図は水素の例です。水素原子は一個の陽子

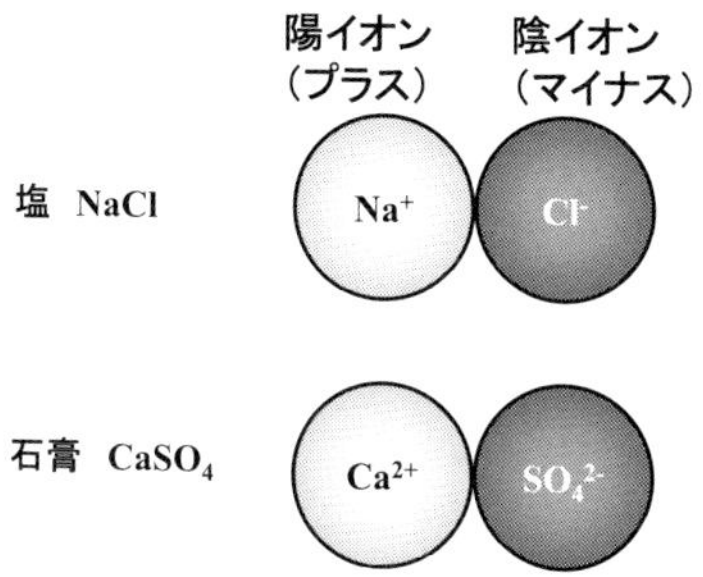

図1-3　イオン結合の模式図

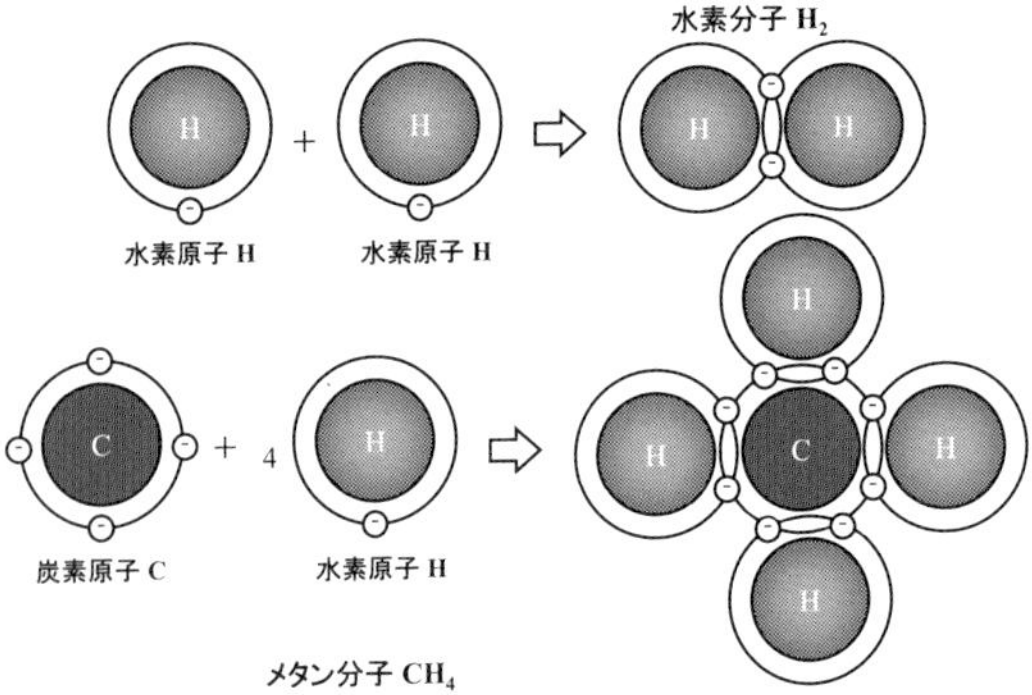

図 1-4　共有結合の模式図

と一個の電子を持っています。水素原子はもう一個電子を持つことができます。もう一個の電子をどこから持ってくるか？違う水素原子の電子を借りてくるのです。そうするとこの水素は電子が二個になり、これで満杯となります。電子が満杯となる数は、水素原子は二個、炭素原子は八個というように決まっています。今、違う水素から電子を借りました。そうするとこのもう一つの水素の電子はどうなるのでしょう？今度は、自分の電子を相手に貸します。お互いに貸し借りをして、一個の電子を〝共有〟して、水素分子ができると言う訳です。

炭素は、自分は四個貸し借りできる電子を持っています。残り四個を水素四個から借りることができます。四個の水素には自分の電子を一個ずつ貸してあげます。そうすると、メタン（CH_4）ができます。この様にお互いに電子を仲良く出し合ってできる結合が共有結合です。

4　高分子材料と重合について

(1)　高分子とは？

歯科材料として使われている有機材料はそのほとんどが高分子材料です。〝高分子〟と言うのは、分子が高い？という意味ではありません。〝分子量〟が高いという意味です。分子量とは、分子を構成している原子の原子量の和です。原子量は、厳密な定義をあえて無視すれば、例えば水素は1、炭素は12、酸素は16として計算します。それぞれの原子の重さと考えて下さい。例えば、床用レジンの液部の主成分であるメチルメタクリレート（methyl methacrylate, ＭＭＡ）は炭素が五個、酸素が二個、水素が八個でできています。計算すると、12x5+16x2+1x8=100となります。これがＭＭＡの分子量です。ＭＭＡを固めるとポリメチルメタクリレート（polymethyl methacrylate, ＰＭＭＡ）になります。それではＰＭＭＡの分子量は幾つでしょうか？固め方や用途などによって違ってきますが、例えば、加熱重合型床用レジンの粉部に使用されているＰＭＭＡは分子量が30～80万とされています。ＭＭＡの三千～八千倍です。これはＭＭＡが三千～八千個集まってＰＭＭＡになっていることになります。

高分子は、英語ではポリマー（polymer）と言います。これは、ギリシャ語のpolus（英語でmany）とmerus（英語でparts）に由来する言葉です。すなわち、〝ポリ〟とは多いという意味です。高分子材料にはポリがつく物があります。例えばビニール袋などに使われているポリエチレン、ワイシャツなど洋服に使われているポリエステルなどがあります。これは〝エチレン〟が多い、〝エステル〟が多いという意味です。

飲料用のペットボトルは今では当たり前に使われています。ペットのように持ち歩けるからペットボトル？ある施設でペットお断りと貼り紙があり慌ててペットボトルを捨てたという話を聞いた事があります。もちろん意味は違います。ペットとは〝polyethylene terephthalate〟の略称です。〝ethylene terephthalate〟（よく分かりませんが？）が多いという意味です。それでは、ポリ袋は袋が多い！ではなく、ポリマーでできた袋、同様にポリバケツはバケツが多い、ではなくポリマーでできたバケツと言う意味です。

ポリマーはモノマー（monomer）から作られます。〝モノ〟は、一個という意味です。すなわち、ポリマーはモノマーがたくさん集まってできた物という事になります。そして、モノマーが集まる反応が重合反応です。

なぜ、高分子にするのでしょうか？戦国時代の中国地方の武将、毛利元就の有名な故事で、三本の矢の話があります。毛利元就が三人の子供を呼び寄せ、まず、一本ずつ折らせてみると矢は簡単に折れた。次に三本の矢をまとめて折らせてみるとなかなか折れなかった。そこで、「一本の矢では簡単に折れるが、三本まとめれば折ることは出来ない。人間も同じだ。一人では弱いが、三人集まれば強くなる。三人仲良く力を合わせてほしい」と子供たちに訓示したという話です。材料も同じです。単独でいるよりは、いっぱい集まった方が強くなるのです。つまり、モノマーでいるよりもポリマーの方が強くて丈夫という事です。

(2)　モノマーとポリマー

もう一度、モノマーとポリマーをおさらいしましょう。モノマーが重合してポリマーになります。モノマーが原料です。MMAはモノマーです。MMAが重合して固まったのがPMMAです。PMMAはポリマーです。義歯床用レジンや即時重合レジンでは、まず、モノマーとポリマーを混ぜてから、重合硬化させますが、この時はモノマーが重合反応します。ポリマーは既に重合反応が終わっているので、もうこれ以上固まりません。モノマーが重合反応して固まったポリマーと最初に混ぜたポリマーとが一体化して全体で固まっています。

コンポジットレジンの成分として有名なBis－GMAもモノマーです。コンポジットレジンや硬質レジン、ボンディング材などに配合されているレジン成分はすべてモノマーです。光照射などによって成分のモノマーが重合反応を起こし、固まります。

(3) 重合反応

高分子材料の作り方には色々な方法があります。タンパク質はアミノ酸の重縮合という反応によって作られます。これはナイロンを作る反応と似ています。歯科用高分子材料、すなわち歯科用レジンは、ほとんどがラジカル重合という重合反応で固まります。

構造式を見てみましょう。

図5を見て下さい。化学構造式は苦手という人もちょっと我慢して（？）見て下さい。これはエチレンの構造式です。エチレンは炭素二つがC＝C結合でつながっています。

C＝C結合を二重結合と言います。この二重結合はもう一つの二重結合と反応する性質があります。すなわち、エチレンの二重結合の部分がもう一分子のエチレンの二重結合とくっつきます。こうして、エチレンとエチレンがくっつきます。エチレンとくっついたエチレンはまた別のエチレンとくっつきます。さらにまた別のエチレンとくっつく、というようにエチレンが順次反応していきます。こうしてエチレンがいっぱいくっついたのが、高分子であるポリエチレンです。図1-5はエチレンが三個くっついただけですが、実際にはエチレンが1万個以上くっついてポリエチレンとなります。この様に二重結合が反応してくっついていって高分子になる反応がラジカル重合反応です。

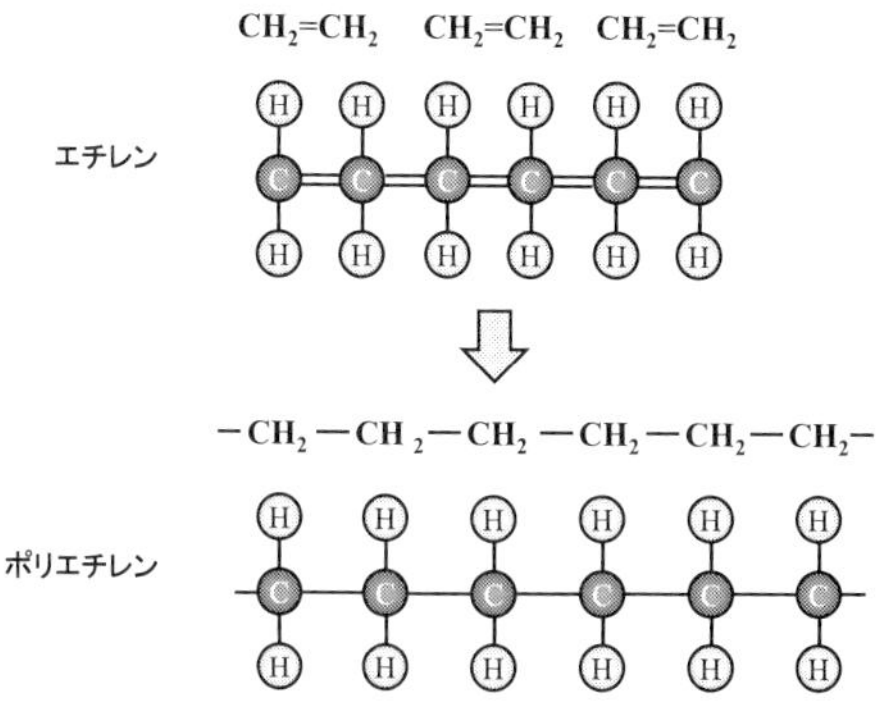

図1-5　エチレンとポリエチレン　構造式と重合

ＭＭＡの場合も同様です。図１－６にはＭＭＡの構造式を書いてみました。末端の点線四角で囲んだＣ＝Ｃの構造の所を見て下さい。この部分がエチレンと同じ二重結合になっています。つまり点線四角の二重結合の部分がもう一分子のＭＭＡの二重結合とくっついて、ＭＭＡとＭＭＡがくっつきます。ＭＭＡとくっついたＭＭＡはまた別のＭＭＡとくっつきます。さらにまた別のＭＭＡとくっつきます。この様にして、ＭＭＡがくっついていって、すなわち、ラジカル重合でポリメチルメタクリレート（ＰＭＭＡ）となります。

図１－７に今度はポリメチルメタクリレート（ＰＭＭＡ）の構造式を示しました。ＭＭＡの構造式を上側に示しましたが、図の都合上、図１－６とはちょっと向きが違っています。図１－６では下側についていた酸素が図７では右側になっています。また、図１－６の右末端の部分の酸素とメチル基（CH_3）が図１－７では上下に並んでいます。このように構造式では向きを変える事がよくありますが、並ぶ順番が変わっていなければ同じ構造を表しています。注意して下さい。

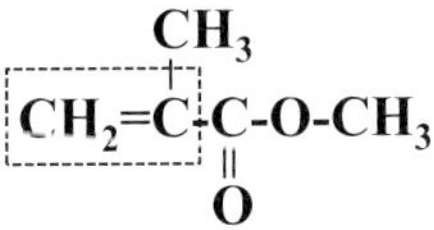

図 1-6　MMA の構造式

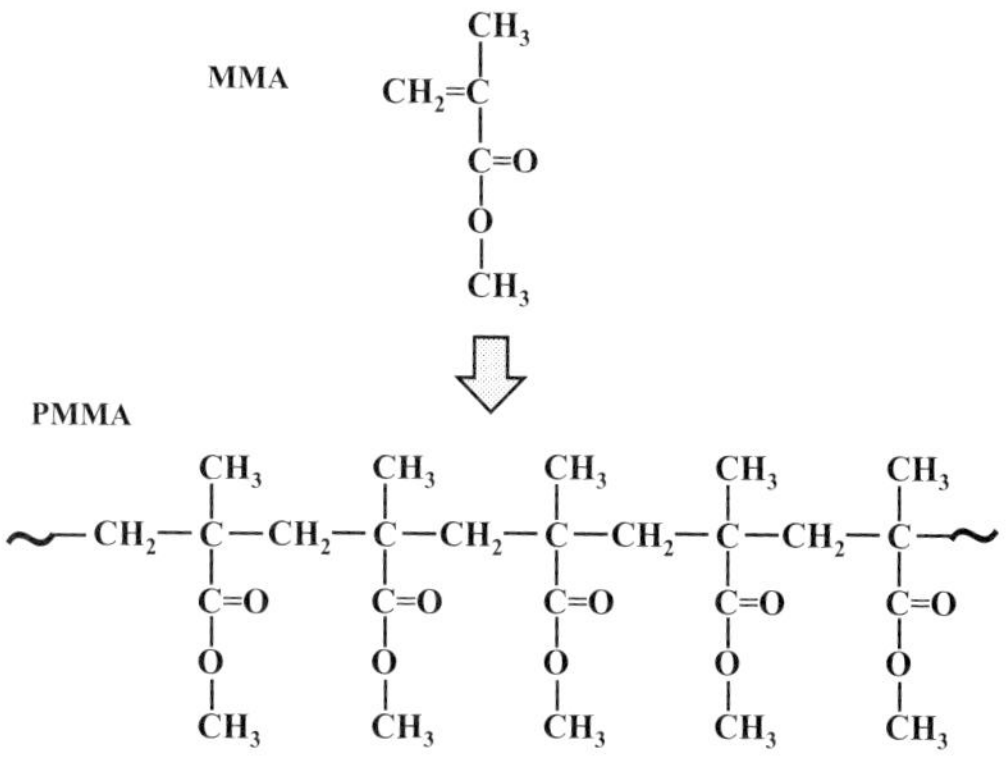

図 1-7　PMMA の構造式

図1－7にはＭＭＡが五個くっついた図を示しました。これ以上は紙面に書けないので、二重結合がいっぱいくっついた部分を曲線で表しました。ポリマーの構造を表す時、この様に曲線で表すことがよくあります。一つずつはとても書けないので、この様に省略するのです。それでは、どれくらいＭＭＡがくっついてＰＭＭＡになっているのでしょうか？例えば、義歯床用レジンの粉成分に使われているＰＭＭＡですが、これは先にも述べたように分子量が30～80万と言われています。ＭＭＡの分子量はちょうど百ですので、計算すると三千～八千個のＭＭＡがくっついた事になります。ＭＭＡがたくさんくっつけばくっつくほど、分子量は大きくなり、ＰＭＭＡも

丈夫になります。幾つくっつくかは、重合条件、例えば加熱するか？常温で重合させるか？などによって変わってきます。

ラジカル重合

このようにモノマーからポリマーを作る反応がラジカル重合ですが、この反応は普通の条件では起こりません。二重結合が反応すると言いましたが、ただMMAを混ぜてみても重合は起きません。この反応を起こすきっかけが必要です。そのきっかけを与えるのが重合開始剤で、それによりラジカルというものができて、重合反応が開始され、ポリマーができます。重合開始剤は重合触媒と言われることがあります。また、ラジカル重合を起こすという意味で起媒材と言われることもありました。すべて同じ意味です。

ラジカルは一回できるとなかなか無くなりません。ラジカルを無くす反応を停止反応と言います。ラジカル（radical）には、過激という意味があります。つまり、おとなしいMMAに働きかけて他のMMAとくっつくように過激な行動を起こす源という事になるのでしょうね。モノマーのくっついた数が重合度と言われています。重合度が高くなれば分子量も大きくなります。一般的に重合度が高ければ、すなわちくっついたモノマーの数が多ければ多いほど、分子量が大きくなり、丈夫になります。

　このスキームを図1－8に示します。すなわち何もしないとMMA同士はバラバラです。この状態ではMMAはさらさらした液体です。即時重合レジンの液を思い浮かべて下さい（Ⅱ章4－7）。液の成分はMMAですが、さらさらですよね。重合開始剤からラジカルが作られます。このラジカルがMMAにくっつくと活性化したMMAができます。活性化したMMAは他のMMAと反応します。MMAが次から次へ反応していきます。これが重合反応ですね。この様にMMAが次々と反応していくと、つまり重合反応が進んで行くと、さらさらの液はだんだんドロドロになってきて、最後はカチカチに固まってPMMAとなります。

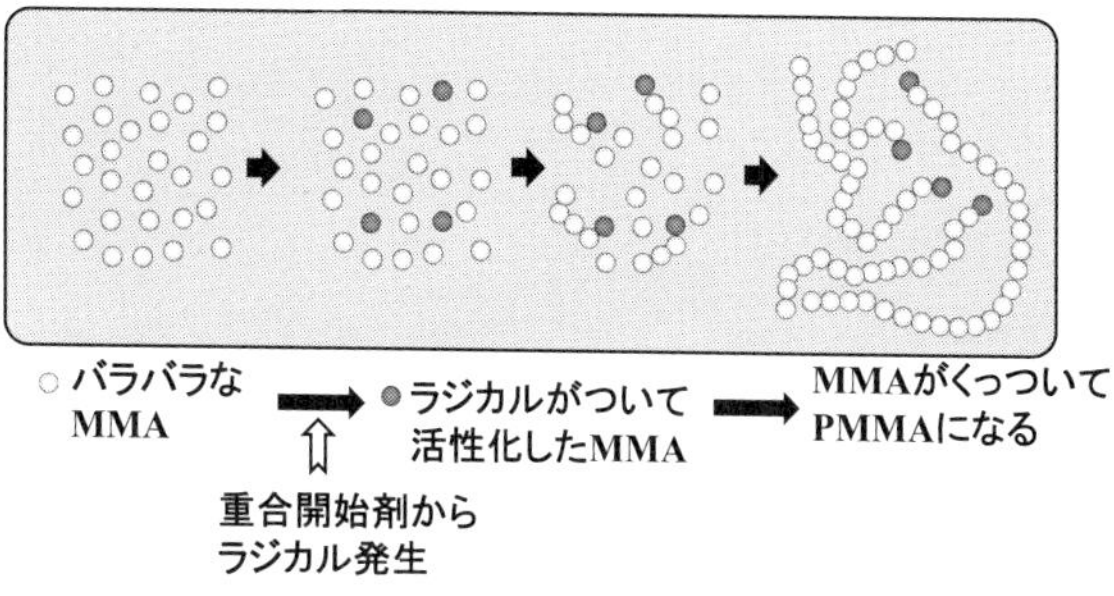

図1-8　ラジカル重合の模式図

重合開始剤

歯科用高分子材料のラジカル重合の仕方には三通りあります。表１－２を見て下さい。すなわち、熱をかける加熱重合、熱をかけずに粉と液、あるいはペーストとペーストなどを混ぜるだけで固める常温重合、化学重合、それと、光照射によって固める光重合の三種類です。いずれも、まず、重合開始剤によってラジカルを作ります。すなわち、ラジカルの作り方が三通りあるという事です。加熱重合では過酸化ベンゾイルの分解によってラジカルができます。過酸化ベンゾイルは熱をかけなくても第三アミンと反応させることによってもラジカルができます。それが常温重合、あるいは化学重合です。カンファーキノンはただ第三アミンと混ぜただけではラジカルを作りません。二つを混ぜたものに光を照射することによってラジカルができます。

表 1-2　重合様式，重合開始剤，レジンの種類

様式	重合開始剤	レジンの種類
● 加熱重合	過酸化ベンゾイル(BPO)	義歯床用レジン(加熱重合型)
● 常温重合／化学重合	過酸化ベンゾイル(BPO)＋第３アミン	床用レジン(常温重合型) 即時重合型レジン コンポジットレジン(化学重合型)
● 光重合	カンファーキノン(CQ)＋第３アミン	コンポジットレジン(光重合型) 硬質レジン(光重合型)

ちなみに、第三アミンは三級アミンと言われることもあります。第三アミンと言うからには、第一アミン、第二アミン、第四アミン、第五アミン…とあるのでしょうか？　第一アミン、第二アミン、第三アミンまでありまます。第四アミンと言うのはなくて第四アンモニウム塩となります。それ以上、つまり第五アミン、第六アミンというものは存在しません。

最近のワンステップシステムやレジンセメントなどでは、表にあげた物以外に各メーカーで独自に工夫した開始剤を使用している場合があります。例えば、粉液タイプのレジンセメントの重合開始剤には常温でラジカルを作る事ができるトリブチルボランという特殊な化合物を一部酸化させたものが使われています。シリンジに入っていて、ひねって出すあの液体です。ちなみに、トリブチルボランはそのままの状態では自然に火を噴きますので、一部酸化させて安定化させています。それでも普通の容器だと自然発火することもあるので、あの様な密閉容器に入っているのです。

(4)　進歩の著しい高分子材料

私たちの身の回りには高分子材料が溢れています。ほとんどが合成高分子です。プラスチックやビニールと言われている物も合成高分子です。ナイロンやテトロンなどの繊維も合成高分子です。高分子材料は、金属材料などに比べて作製が比較的容易で経済性に優れている、すなわち安く大量に作れるという利点を有しています。大量消費時代にマッチした材料でした。今はその弊害も言われています。また、金属よりも軽いので、軽量化することができます。歯科材料としては、審美性に優れているという利点も有しています。もっとも陶材ほどの審美性はないという声もあります。

高分子材料には金属のように自由電子がないので電気を通しません。その高分子材料に電気を通すように考えたのがノーベル賞を受賞した白川英樹博士です。白川博士は、ポリアセチレンという高分子材料の中を電子が自由に動けるように考案したのです。

近年、最も発展した歯科用高分子材料はコンポジットレジンではないでしょうか！開発当初は変色、脱落や歯髄壊死などの問題がありましたが、歯科材料メーカーや研究者など多くの人の努力で、今や日常臨床に欠かせない材料になっています。

生分解性高分子材料が組織再生誘導や骨再生の分野で注目を集めています。生体内で吸収、分解される高分子材料です。ポリ乳酸（polylactic acid, ＰＬＡ）やポリ乳酸－ポリグリコール酸共重合体（polylactide-cp-glycolide, ＰＬＧＡ）などが知られています。今後はこれらの生分解性高分子材料を用いた治療がますます広がっていくことが予想されます。

5　金属材料の転位と、脆性な無機材料の違い

金属材料と無機材料の理工学的な違いは何でしょうか?金属材料は曲げることができますが、無機材料を曲げるのは非常に困難です。大抵の場合、無機材料を曲げようとすると割れてしまいます。この様な無機材料の性質を脆性と言います。脆いという事ですね。どうして金属材料は曲げられるのに、無機材料は曲げられないのでしょうか?

(1)　転位が移動すると変形できる

金属の板はたたいて延ばしたり、曲げたりすることができます。金属のワイヤーは曲げることができます。力を加えて変形できるのです、湯飲み茶碗はたたいたら割れてしまいます。プラスチック定規もたたいて延ばすことはできません。多分、これも割れてしまうでしょう。プラスチックと金属ではどちらが硬いでしょうか?金属です。硬いから丈夫です。でも硬い金属の方が力を加えて変形できるのはどうしてでしょうか?

金属材料が変形できるのは、金属結晶の配列が不完全だからです。不思議に思われるかもしれませんが、金属結晶には必ず欠陥があります。金属原子が不足していたり、或いは本来ないはずの場所に余分に原子があったりします。この様な欠陥を転位と言います。図

1－9に代表的な転位の例を示します。左側の図では原子が一個足りません。右側の図では原子が余分にあって原子の並び方が乱れています。これが転位です。金属が曲がるのはこの転位が移動するからです。

　力を加えた時の変形の仕方を図1－10にモデルで示します。左側は転位が無い状態で、隙間なく金属原子が並んでいます。右側は転位のある状態で原子が一個不足しています。左側の転位のない状態で力をかけると、ここの列の原子をすべて移動させないと変形しません。かなりの力が必要です。それに対して、右側の転位のある場合は力をかけるとまず原子一個が原子の足りないところに移ります。そうすると移った原子の所に転位ができます。次にこの転位、すなわち原子の足りないところに、また隣の原子が移動してきます。この様に順番に原子が一個ずつ移動して行く事ができます。こういう具合に原子が一つずつ動いて行けば、結果として材料が変形します。すなわち曲げたり、延ばしたりできる

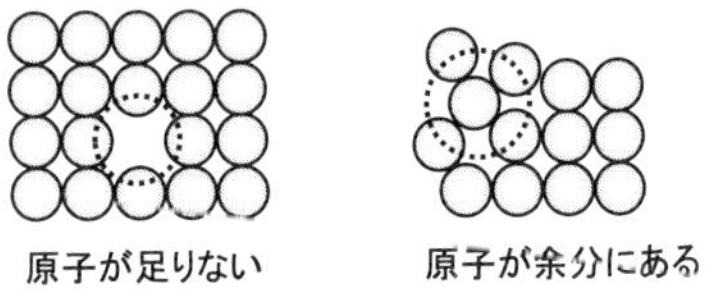

図1-9　転位の模式図

わけです。原子一個を移動させればいい訳ですから、左側よりかなり小さな力で変形することができます。今、原子が動いたと言いましたが、逆に見れば転位が移動しているとも言えます。すなわち、転位の移動のしやすさが金属材料の変形しやすさになります。金属の加工硬化はこの転位の移動しやすさ、しにくさが関係しています（Ⅱ章7－3）。

もし、転位がなくて金属原子が完全にきれいに配列しているとすると、数十倍～数千倍の力が必要とされると言われています。もし、そうなったら金属を曲げたり、延ばしたりすることは非常に難しく、現在のように金属で色々な形を作ることはでき

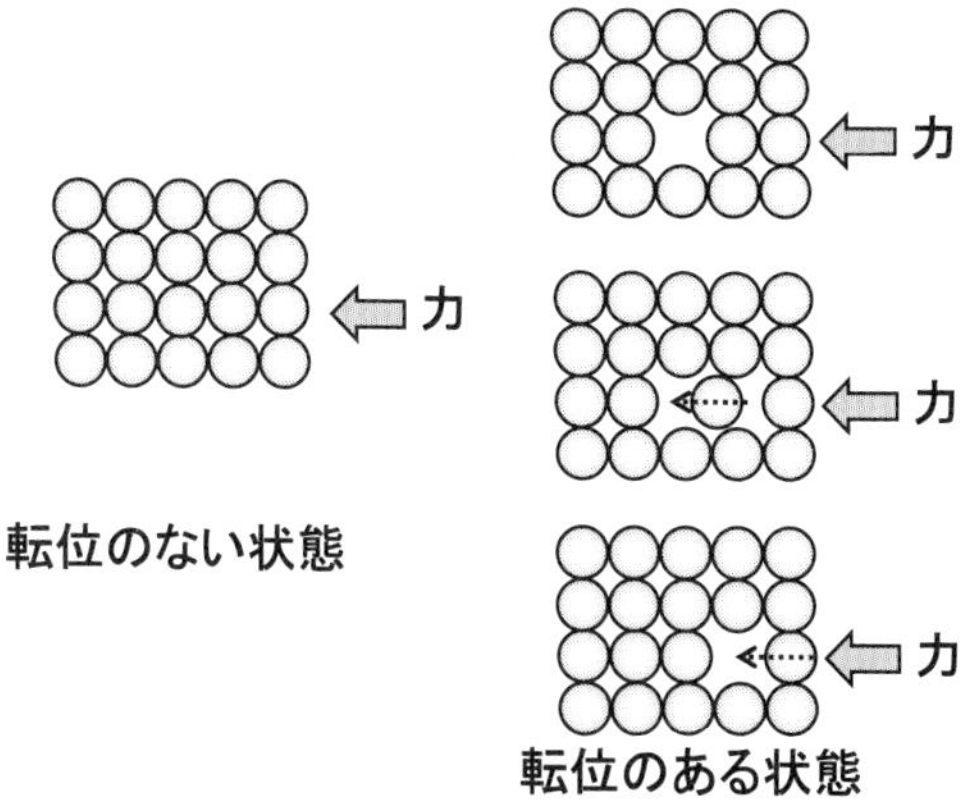

図 1-10　変形の仕方の違い

なかったでしょう?現在のような文明は発展しなかったかも知れません。何事も完全なことが良いとは限らないという事でしょうか。

(2) 無機材料のイオン結合は強いけど脆い

それに対して無機材料ではどうでしょうか?例として硫酸カルシウム（$CaSO_4$）を示します（図1－11）。硫酸カルシウムとは石膏でしたね。化学構造式で見ると、硫酸カルシウム（石膏）は、プラスであるCa^{2+}とマイナスのSO_4^{2-}のイオン結合でできています。またそれぞれのプラスイオンは周りのマイナスイオンとも結合しています。従って、イオン結合は、かなり強力な結合となっています。また、プラスイオンであるCa^{2+}同士、マイナスイオンであるSO_4^{2-}同士は反発します。石膏を変形させようとすると、イオン結合は強力でかつ反発する力が働きますから、容易には変形しません。イオン結合と反発する力を壊すほどの大きな力を加えて、初めて変形します。ただ、金属と違って一原子ずつではありません。転位はありませんので、全体が瞬時に変形

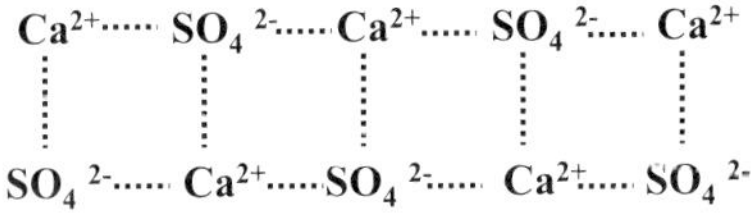

図1-11　石膏（硫酸カルシウム）の構造

します。一気に破壊するという事になります。例えば、石膏模型は落とすと割れてしまいますね。

金属材料と無機材料の違いは他にもあります。繰り返しになりますが、金属材料は電気を通しますが、無機材料は通しません。金属材料は熱も通しやすいですが、無機材料はどちらかと言うと熱を通しません。金属材料は金属色をしていますが、無機材料は白い材料もあり、審美性に優れています。ある種の無機材料は宝石として使われています。例えば、サファイアもルビーも主成分は酸化アルミニウム（アルミナ）ですが、微量の鉄を含むとサファイアとなり、微量のクロムを含むとルビーになります。宝石として使われる訳ですから、かなり硬いという事になります。インプラント材料として使われていたのはサファイアです。ですからアルミナインプラントの事をサファイアインプラントと呼んでいたのです。

6　複合材料とは何か？

複合材料とはその名のごとく二種類以上の材料を〝複合〟させた材料です。英語では〝composite material〟となります。歯科用コンポジットレジンや硬質レジン、支台築造に用いるファイバーポストは、無機材料と有機材料からなる複合材料です。複合することにより、それぞれの長所を生かし、なおかつ短所を補いあって、単独で用いるより効果をあげることができるようになります。コンポジットレジンは、硬くて脆い無機材料と軟らかくて成形性の良い高分子、すなわちレジンとが混ざっています。無機材料の脆い性質を高分子が補い、レジンの軟らかい性質を硬い無機材料が補い、成形性のよい材料となっている訳です。

複合材料は、古代から使われてきました。古くは古代エジプトの日干し煉瓦というものがあり、これはナイル川の泥（無機材料）とパピルス（有機材料）から作られていました。日本でも、土壁というのがありました。竹で補強した泥の壁で、今ではほとんど見かけなくなりましたが、私が子供のころは農家の壁はほとんどが土壁でした。

複合材料には、金属材料と無機材料、無機材料と有機材料、有機材料と金属材料という組み合わせがありますが、無機材料と有機材料（高分子材料）を組み合わせた物が多く使われています。身の回りの複合材料としては、例えば、ゴルフのクラブ、テニスのラケット、スキーの板、車のボディー、タイヤなど我々の生活のあらゆるところで、使われています。

複合材料には、粒子を混ぜる粒子分散強化型や繊維を混ぜる繊維強化型などの種類があります（図1－12）。歯科用コンポジットレジンや硬質レジンはレジンマトリックスにガラス粒子をフィラーとして混合した粒子分散強化型複合材料です（Ⅱ章4－1）。それに対して、ファイバーポストはガラス繊維を用いた繊維強化型複合材料になります。ガラス繊維を束ねて、その間にレジンを含浸させて重合しています。繊維強化型複合材料は英語ではFiber Reinforced Plasticsと言われ、頭文字をとってFRPと呼ばれています。

性質の異なった物質同士を複合させる時、そのままではきれいに混ざりません。例えば、水と油はそのままでは混ざりませんが、油を石けんでくるんであげれば、水に溶けるようになります。無機材料と有機材料を混ぜる時にも、お互いが馴染みやすくする工夫が必要です。それが表面処理になります。歯科用コンポジットレジンではガラスの無機フィラーにシランカップリング剤で処理をして、レジンマトリックスと馴染みやすくしています（Ⅱ章4－1）。

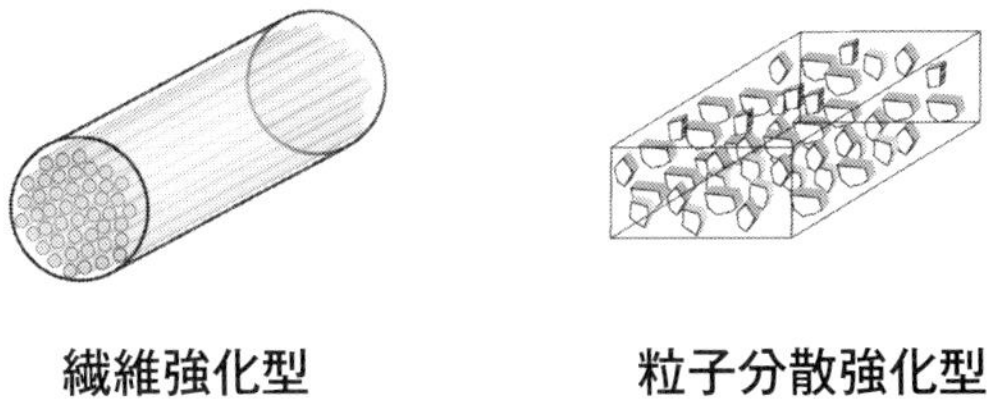

図1-12　複合材料の模式図

7　有機材料、無機材料、金属材料、複合材料の性質のまとめ

もう一度、各材料の性質を復習してみましょう。表1－3にまとめてみました。まず、機械的性質を比較すると、有機材料、すなわちレジン系材料が一番弱く、陶材に代表される無機材料や金属材料は硬くて丈夫です。

変形しやすさですが、レジン系材料は小さい力を長い時間、或いは、繰り返しの力を何回もかけていると変形することがあります。プラスチックの定規や下敷きが変な形に変形していたことはありませんか？この現象はクリープと言われています。無機材料は変形できません。加工できずに、壊れてしまいます。脆性材料ですね。金属材料は力をかけると曲げたり延ばしたり自由に加工することができます。金属でクラスプができるわけです。

審美性は無機材料が最も優れています。有機材料も審美性に優れていますが、陶材にはかなわないようです。金属は、悲しいかな、金属色です。前述しましたが、白い金を作ることはできません。

熱や電気は有機材料、無機材料では伝わりません。金属材料だけです。口腔内で電気が流れるガルバニーショックは有名ですが、電気が流れるという事は腐食するという事になります。腐食すると当然、いくら丈夫な金属でも長持ちしなくなってしまいます。

表 1-3　有機材料，無機材料，金属材料の違い

	機械的性質	変形・加工	審美性	熱や電気の伝わり	アレルギー反応
有機材料	弱い	時間をかけて変形する	良好	伝わりにくい	有
無機材料	硬くて丈夫	変形しにくいが脆い	優れている	伝わりにくい	無
金属材料	硬くて丈夫	自由に加工できる	不良	伝わりやすい	有

近年、歯科材料によるアレルギー反応が問題になっています。無機材料はアレルギー反応を起こしません。レジン系材料ではモノマーがアレルギー反応を起こします。プライマーなどに含まれているモノマーがアレルギー反応を起こすことがあります。また、重合硬化したレジンから未反応モノマーが溶出してアレルギー反応を起こすことが知られています。レジンの重合を確実に行う事は、レジンの物性を高めるだけでなく、アレルギー反応を防ぐことにもつながっています。**光重合を行う際には照射器をなるべくレジンに近づけて照射するようにして下さい。**

金属材料では金属イオンが溶けだしてアレルギー反応を起こします。ほとんどの金属がアレルギー反応を起こす可能性があります。**インプラント素材として使われているチタンに関しては、アレルギー反応はないと言われてきましたが、近年チタンによると思われるアレルギー反応が報告**

されています。チタンについても注意が必要になるかも知れません。

歯科用複合材料は、コンポジットレジンや硬質レジンなど、無機材料と有機材料（高分子材料）との組み合わせです。ですから機械的強度は有機材料よりは強く無機材料よりは弱く、レジンの欠点である着色、変色はレジンよりは少ないものの、無機材料である陶材ほどは優れていない、と両者の中間の性質を持っています。材料の進歩により、機械的性質や審美性が無機材料に近づいた製品などが開発されています。臼歯部に臨床応用可能なコンポジットレジンも製品化されていますが、例えば展性、延性がないなど金属材料とは違う性質は依然残っています。

第Ⅱ章　各歯科材料の特徴　臨床での使用上のコツ

1　印象材

印象材は日常臨床で最も使用されている歯科材料でしょう。歯科治療では口腔内での作業に制約があり、また、咬合状態などを見るために、口腔内の状態を忠実に再現して、口腔外で診断、作業する必要があります。歯科用印象材には、湿潤下、短時間で正確、精密な型どりができるという性質が要求されます。考えると非常に厳しい条件です。後で接着（Ⅱ章４－２）の個所でも触れますが、歯科治療は精密な作業を短時間でしかも口腔内という狭く湿っている空間で行うという厳しい制約があります。そのために歯科材料は、安全性はもちろん、様々な制約の中でその性能を発揮するように改良、開発がなされてきました。その性能はかなり優れています。印象材にしても、工業的な型どり材では考えられない精度を持っています。

印象材は、まず、弾性印象材と非弾性印象材に大きく分かれます（表２－１）。また、固まり方によって、化学反応で硬化する印象材、温度変化で硬化する印象材に分かれます。

表 2-1　歯科用印象材の分類

	化学反応によって硬化	温度変化によって硬化
弾性印象材	アルジネート印象材 シリコーンゴム印象材 （縮合型、付加型） ポリサルファイドゴム印象材 ポリエーテルゴム印象材	寒天印象材
非弾性印象材	酸化亜鉛ユージノール印象材 石膏	モデリングコンパウンド

化学反応で硬化するという事は、粉と水を練る、あるいはペーストとペーストを練るというように混ぜ合わせる作業が必要になります。温度変化で硬化する印象材は、温めて軟らかくして、冷やして固めて使います。練和の作業は必要ありません。

本章では弾性印象材と弾性、変形の意味について解説します。

(1) アルジネート印象材・寒天印象材

アルジネート印象材は恐らく臨床で一番使用されている印象材ではないでしょうか？何より取り扱いが容易です。経済的にも無理がありません。昔は、粉末が舞い上がるなどの問題もあり練和にある程度の熟練を要していましたが、今はほとんどがダストフリーとなり、粉末も舞い上がらず、練和も比較的容易になっています。

印象材としては、寒天印象材の方が歴史は古く戦前から使われており、当時は世界の総生産量の約90％が日本で生産されていたそうです。アルジネート印象材は、第二次世界大戦中に日本から寒天の輸入が途絶えたアメリカ、イギリスなどで開発されました。そもそも寒天印象材を真似て開発された印象材ですから、アルジネート印象材の主成分は寒天と似ています。どちらも多糖類です。糖の代表と言えば砂糖ですが、砂糖はグルコース（ブドウ糖）とフルクトース（果糖）からなる二糖類です。多糖類は、グルコースやフルクトース或いはそれらに似た構造の物が多数集まってできています。セルロースやデンプンは多糖類です。二糖類より糖の数が多く、多糖類より数が少ないのがオリゴ糖です。

寒天とアルジネートの共通点は何でしょうか？まず、どちらも多糖類であるという事です。それと、どちらも食べられます。寒天ゼリーは食べた事があると思います。アルジネートも食品添加物として広く使われています。良く知られているのが人造イクラです。実は、人造イクラの作り方と、アルジネート印象材の固まり方とは同じメカニズムです。後ほど解説します。

それでは、寒天とアルジネートはどう違うのでしょうか？なぜアルジネート印象材は水と練ると固まるのでしょうか？まず、その構造を見てみましょう。寒天とアルジネートの模式図を図2－1に簡略化して書いてみました。寒天は主に二種類の糖がつながってできています。アルジネート印象材も糖がつながっているのですが、寒天と違う糖です。糖がカルボキシル基（-COOH）を持っています。アルジネート印象材の粉の成分は、このカルボキシル基にナトリウムやカリウムを反応させたナトリウム塩（-COONa）やカリウム塩（-COOK）の形となっています。この -COONa がアルジネート印象材の硬化反応に関与するのです。

寒天印象材は寒天分子内に水酸基（-OH）が多くあり、室温では周りにある水やこの水酸基同士の水素結合により多糖分子が集まりやすい性質があります。多糖分子同士が集まっていると流動性はなく硬いままです。この状態をゲルと言います。温度をかけて加熱するとこの水素結合が壊れ、多糖分子がバラバラになり、流動性が出て

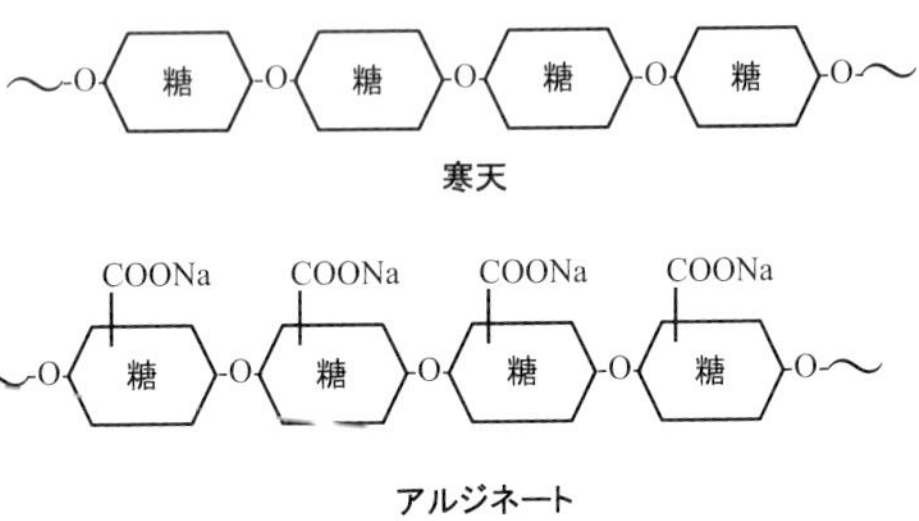

図 2-1　寒天とアルジネートの構造式

きます。すなわち柔らかくなります。この状態をゾルと言います（図2－2）。寒天が熱をかけると柔らかくなり、冷えると硬くなるのは、化学的に言うと水素結合を壊しているかどうか、という事になります。

アルジネート印象材は水と練って固まります。何故でしょう?アルジネート印象材の粉末は、先ほど述べたアルギン酸ナトリウム以外に石膏（硫酸カルシウム、$CaSO_4$）が含まれています。この石膏のカルシウムが硬化反応に重要な役割を果たします。アルギン酸ナトリウムは水溶性です。水と練ることによって、アルギン酸ナトリウムは水に溶けます。一方石膏は水には溶けません。水に溶けたアルギン酸ナトリウムは石膏中のカルシウムイオン（Ca^{2+}）と反応して、ナトリウムイオンがカルシウムイオンに置き換わります。ナトリウムは一価の陽イオン、カルシウムは二価の陽イオンです。

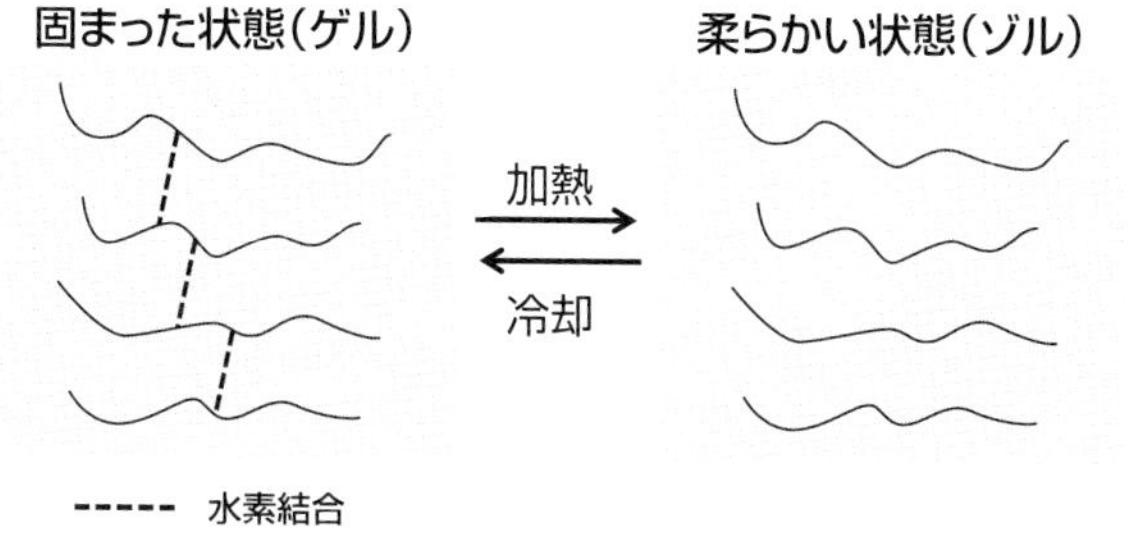

図2-2　寒天のゾルとゲル

アルギン酸イオンは一価の陰イオンです。すなわち、アルギン酸ナトリウムは一分子のアルギン酸と一分子のナトリウムでできていますが、アルギン酸カルシウムは一分子のカルシウムイオンに対して、二分子のアルギン酸イオンが必要です。その結果どういう事が起こるか？図２－３の様に、アルギン分子がカルシウムを挟んでくっついた格好になります。すなわち、アルギン酸の橋架け構造ができるのです。橋架け構造のアルギン酸カルシウムは水に溶けません。水に溶けない＝硬化です。この様にして、アルジネート印象材は硬化するのです。

先に述べましたが、人造イクラもこれと同じ原理です。カルシウムイオンの水溶液にアルギン酸ナトリウム水溶液を混ぜると、アルギン酸カルシウムの膜ができます。この膜を球状に作ると人造イクラになります。今は天然のイクラの価格が下がったために、あまり市場には出ていないという話です

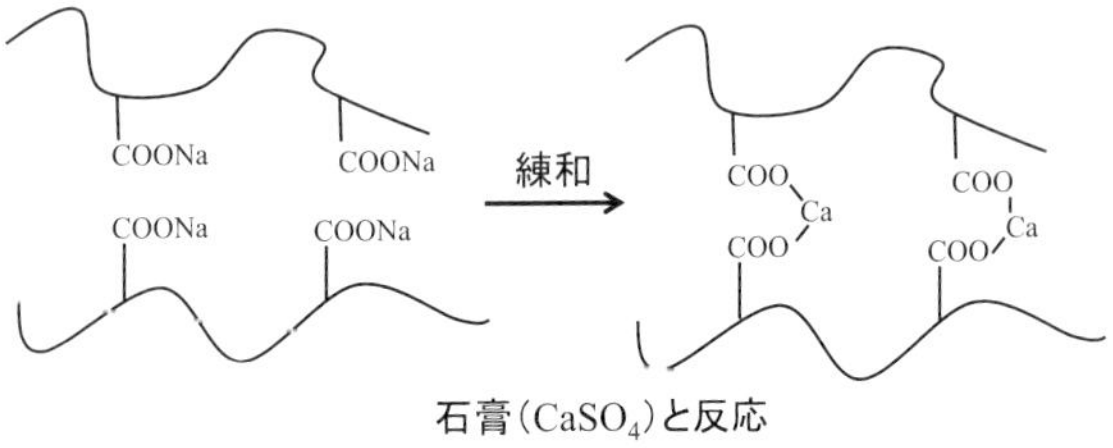

図 2-3　アルジネート印象材の硬化機構

が、かっては、そうとは知らず口にしていたかも知れません。本物と区別つかないくらい、上手に美味しく作っていたのです。これも日本オリジナルの技術です。

アルギン酸ナトリウムと石膏のカルシウムイオンとの反応をきちんと進めることが、アルジネート印象材をきれいに硬化させる事になります。そのためには、当たり前ですが、練和が肝心だという事ですね。

(2)　シリコーンゴム印象材

寒天印象材、アルジネート印象材は天然多糖を原料にした印象材で、かつ水を多量に含む印象材です。それに対して合成ゴムからなるゴム質印象材があります。ゴムは弾性がある事が良く知られています。柔らかいゴムを使って印象採得を行うものです。通常、チューブに入っていて二種類のペーストを練和して使用します。現在は、手で練和しないでも、自動的にノズルから練和物が注入されるいわゆるガンタイプが多用されています。人の手を使う事がどんどん少なくなっていくのでしょうか？

合成ゴム質印象材としてはポリサルファイドゴム印象材が最も歴史が古い印象材で、一九五〇年頃から使われ始めました。チオコールラバー印象材とも言われています。ラバーはゴム、チオはイオウを含む化合物につく名前です。

ポリサルファイドですから、高分子です。すなわち、サルファイドがいっぱい集まった物です。サルファイドはイオウ化合物の事です。イオウの入った温泉は独特の匂いがしますね。イオウが多いのですから、あの臭いがする訳です。ポリサルファイド印象材は、その臭いと硬化時間が長い事、それと使い勝手のよいシリコーンゴム印象材の出現で現在ではほとんど使用されなくなってきています。理工学的にも、永久変形が大きい、すなわちアンダーカットの回復が良好ではないという問題点があります（Ⅱ章1－3）。

シリコーンゴム印象材は印象採得のみならず、軟質裏層材や、粘膜調整材として、または、修復物の適合状態を確認するための材料として臨床で広く使われています。

ちなみに、良く混同されていますが、〝シリコーン〟と〝シリコン〟は違う物です（表2－2）。〝シリコン〟はケイ素（Si）の英語名、silicon、で、半導体の基板として用いられています。シリコンは、構

表2-2　シリコンとシリコーン

名称	化学式	分類
シリコン	Si	金属・半導体
シリカ	SiO_2	無機化合物
シリコーン	(-Si-O-Si-) n	有機化合物（高分子材料）

造によっては金属にもなります。地球上で酸素の次に多く存在する元素です。このケイ素の酸化物が二酸化ケイ素（SiO_2）で、石英、あるいはクリストバライトになります。石英の単結晶が水晶です。二酸化ケイ素はシリカとも言われ、コンポジットレジンのフィラーとしても多用されている無機化合物です。一方、〝シリコーン〟は、ケイ素と酸素との結合を骨格に持つ高分子です。すなわち、有機材料です。ケイ素と酸素の結合、-Si-O-結合をシロキサン結合と呼んでいます。シリコーンは一般には、シリコーンオイルやグリースとして使われています。シャンプー後に使用するリンス、コンデショナーにも使われています。コンタクトレンズにも一部使われています。ある構造のシリコーンは、酸素透過性が高いのです。

シリコーンゴム印象材には、縮合型と付加型があります。これは固まり方、硬化機構が違うのです。縮合型ではその名のごとく、縮んで合体します。何が縮むのか？シリコーン同士が元の体積より縮みます。何故縮むのか？合体する時に、お互いの反応部位を出し合い、その時に反応物が放出されるからです。縮合型シリコーン印象材では、エタノールが放出されます。このエタノールは、もともと縮合型シリコーン印象材のペーストに入っていたわけではなく、キャタリストとベースペーストが反応した時にできたものです。

それに対して付加型は、付加、すなわちお互いがくっついて固まります。ですから、固まっても体積変化がほとんどありません。

結論として、縮合型は硬化すると体積が縮みますが、付加型は硬化しても体積は変わりません。これを理工学的には寸法安定性に優れていると言います。このため、現在印象採得には縮合型シリコーン印象材は使われていません。付加型シリコーン印象材のみが使われています。そこで、以下ではシリコーン印象材と言えば、付加型を指すこととします。

シリコーンゴム印象材には硬さによってヘビーボディータイプ、レギュラータイプ、シリンジ（インジェクション）タイプなどがあります。硬い印象材は流れが悪く、柔らかい印象材は流れが良いので精密な印象が採得できます。印象材の流れはフィラーによって調整されています。フィラーとしては、シリカや石英などが使われています。

シリコーン自体は撥水性、すなわち水をはじく性質があります。水をはじくという事は、口腔内はもちろん、石膏模型を作製する際にも問題になります。そこで最近では、親水性を付与した親水性シリコーン印象材が開発され、臨床で利用されています。シリコーンに親水性基を導入したり、親水性高分子と組み合わせたりしています。口腔内はもちろん、石膏注入に際しても問題点はかなり解決されてきました。

シリコーンゴムのもう一つの大きな問題点として、接着性が低いことがあります。各メーカーで様々な工夫をしていますが、固まったシリコーン同士をくっつけることは非常に難しいのです。また、シリコーンゴムは引裂き強度が低いという性質があります。引裂きの力、すなわち両方から引張られるような力が加わると、切れやすくなります。軟質裏層材として使う場合には、細菌が付着しやすいという問題もあります。

　シリコーンゴム印象材は、現在使用されている印象材の中で最も精密な印象採得ができます。図２－４はある学会の私の学会参加証です。この名前の部分をシリコーンゴム印象材で印象採得してみました。きれいに名前が印象されています。この様に印刷物の凸凹まで型どりができるのです！新聞の折り込みチラシはもちろん野球や映画のチケットとかでもできます。一度試してみてはどうでしょうか？改めて、歯科用印象材の凄さが分かります。

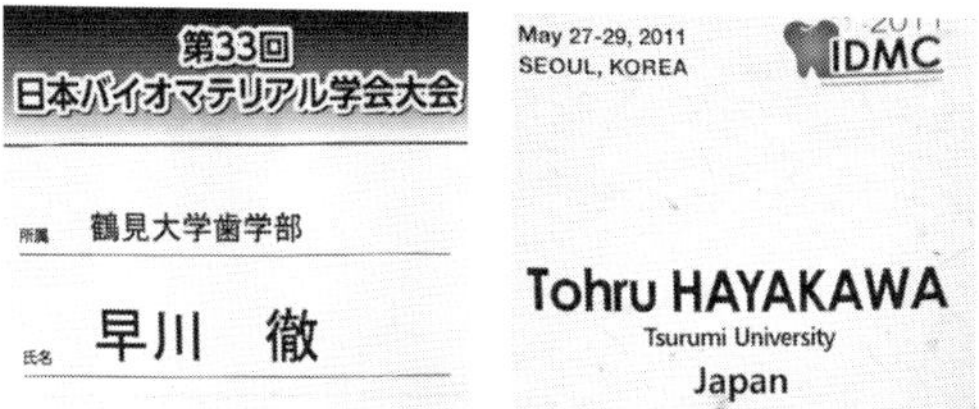

図2-4　これも印象採得できます

(3) 弾性ひずみと永久ひずみ

アルジネート印象材や、寒天印象材、シリコーンゴム印象材などは弾性印象材です。それに対して、モデリングコンパウンドは非弾性印象材です。何が違うのか？ずばり、弾性があるか、ないかですね。弾性があるという事を考えてみましょう。何故、弾性印象材が使われるのでしょうか？

弾性があるという事は伸び縮みするという事です。何故、伸び縮みする必要があるのでしょうか？印象採得の時、歯頸部の再現性に注意するのではないでしょうか？すなわち、アンダーカット部がきれいに印象採得されているかどうか、まずチェックすると思います。アンダーカット部の印象採得というのが、歯科用印象材が普通の型どり材料と大きく違う点になります。

図2－5を見て下さい。印象材で円柱を作ります。これを圧縮すると縮みます。この縮んだ割合を弾性ひずみと言います。圧縮の力を外すと元に戻りますが、完全には戻りません。戻った割合を弾性回復、元に戻らない割合を永久ひずみ、或いは永久変形と言います。印象材は何時縮むのでしょうか？印象採得している時でしょうか？そうではありません。口腔内で硬化した印象材を外す時、すなわち印象材を撤去する時に、アンダーカッ

ト部の印象材が豊隆部を通過する事によって縮みます（図２－６）。〝a-b〟が印象材が縮んだ長さです。縮んだ印象材は豊隆部を通りすぎたら、今度は長さが元に戻ります。印象材が縮む事によってアンダーカット部の印象採得ができるのです。縮んだ印象材がなるべく元に戻れば、正確な印象になります。元に戻る割合、すなわち弾性回復が大きく、元に戻らない割合、つまり永久ひずみが小さい方がアンダーカット部の戻りが良く、アンダーカット部が正確に印象採得できるという事になります。

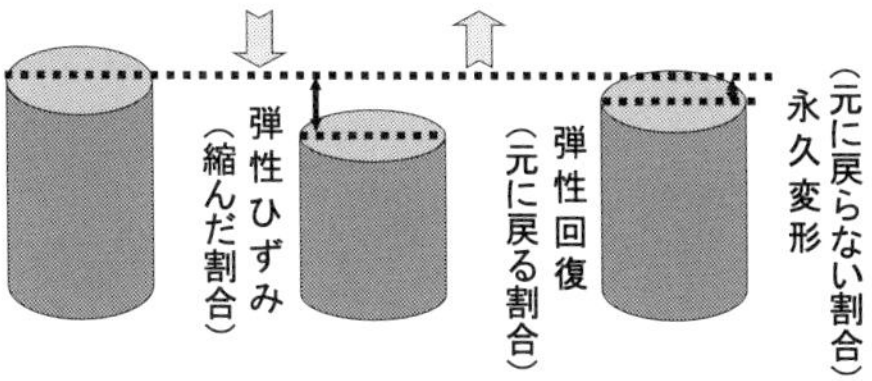

図 2-5　弾性ひずみ，弾性回復，永久変形

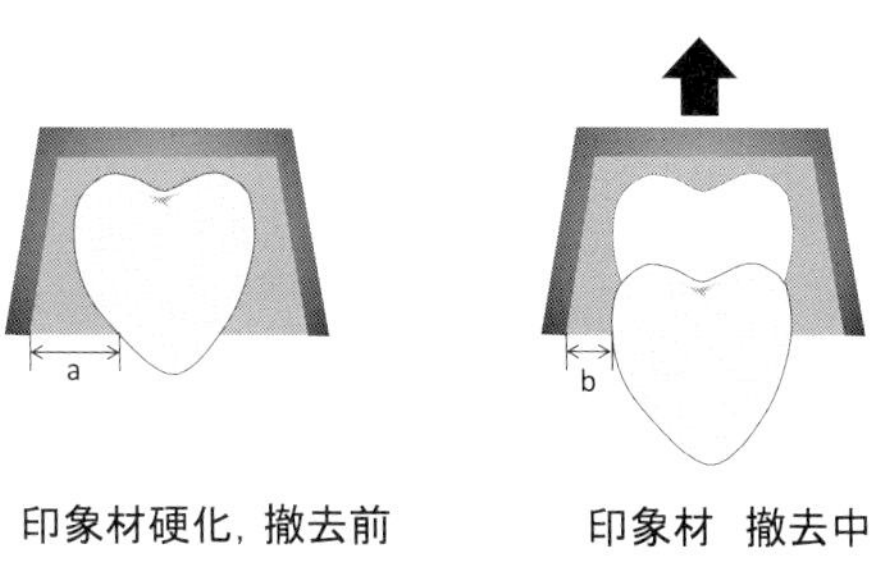

図 2-6　アンダーカットは縮みます

アルジネート印象材とシリコーン印象材とでは、アルジネート印象材の方が撤去しやすいです。これは、アルジネート印象材の方が弾性ひずみは大きいので、縮みやすい、つまり、アンダーカット部を通過しやすいので外しやすいのです。

現在の歯科用弾性印象材の中で、最も永久ひずみが小さいのは、シリコーン印象材（付加型）です。すなわち、復元性が最も良いのです。シリコーン印象材を使用すると最も正確、精密な印象採得ができるという訳です。

寒天印象材もかなり正確、精密な印象採得ができます。寒天印象材は単独で使用することは少なく、アルジネート印象材との連合印象で使用されます。アルジネート印象材との組み合わせや、アルジネート印象材の混水比などが印象材同士のくっつきや精度に影響する場合がありますので、注意して下さい。

2　石膏

模型用材料として、エポキシレジンなどを使ったレジン系模型材も製品化されていますが、ほとんどの場合石膏が使用されています。そこで、石膏について述べてみたいと思います。石膏には普通石膏、硬質石膏、超硬質石膏の三種類があります。もっとも近頃は超硬質石膏並みの精度のある硬質石膏などというのも製品化され、かなり使われています。正直、学生に講義するのにちょっと苦労しています。ここでは、まず、教科書的に三種類に分類することにします。

(1)　硬化反応と混水比

石膏粉末は半水石膏と言われています。この半水石膏に水を加えて練和すると二水石膏になります（図２－７）。この反応は三種類の石膏ですべて同じです。原料の半水石膏の種類が違うのです。普通石膏はβ半水石膏と言われています。それに対して硬質石膏、超硬質石膏はα半水石膏と呼ばれています。どう違うのでしょうか？

石膏の硬化反応式は三種類で同じと言いました。それなら加える水の量はどの石膏でも同じになるはずです。つまり、石膏一分子に対して水３－２分子です。でも、実際には石膏の種類で違います。普通石膏の方が硬質石膏、超硬質石膏より混水比は大きくなっています。練和により多くの水が必要な訳です。これは、石膏粉末の形が違うからです。普通石膏の粉末は、

$$CaSO_4 \cdot \frac{1}{2}H_2O \quad + \quad \frac{3}{2}H_2O \longrightarrow CaSO_4 \cdot 2H_2O$$

半水石膏　　　　　　　　**二水石膏**

図 2-7　石膏の硬化反応

形が不揃いで多孔質なのに対して、硬質石膏、超硬質石膏の粉末はより緊密な形状をしています。すなわち、普通石膏は水と粉を練和して馴染ませるのに、硬質石膏や超硬質石膏の粉末よりもより多くの水の量が必要になるのです。その結果、普通石膏の混水比は硬質石膏や超硬質石膏より大きくなるのです。

石膏の硬化は発熱反応です。硬化途中の石膏を触ると温かいのは、硬化する時に熱が出ているからです。**熱が出ている時に石膏模型を外すのは、硬化途中なので危険です。焦っていても、止めましょう。**

(2) 硬化膨張

石膏は固まるときに膨張します。どうしてでしょうか?ちなみに歯科材料で固まるときに膨張するのは、石膏と埋没材だけです。逆に硬化すると体積が縮むのは、レジン系材料、印象材、それと金属です。金属の場合は、鋳造収縮です。埋没材は成分に石膏が入っているので膨張するのです。石膏の硬化の様相を模式図で表します(図2-8)。半水石膏が水と反応して二水石膏になりますが、二水石膏は結晶が針の様な形をしています。石膏が硬化する時、この針のような結晶、針状結晶ができて、かつ、その針がのびていきます。

結晶が成長するのです。針がのびて行くと、針同士がぶつかり合い、押し合います。その結果、見かけ上、体積が膨張するのです。硬化膨張率が小さいということは、このぶつかり合いが少ないということです。超硬質石膏は針状結晶の成長がある程度方向が揃うので、ぶつかり合いが少なくなります。普通石膏は結晶の成長が色々な方向に行くので、ぶつかり合いが多くなるのです。

混水比も硬化膨張に影響します。混水比が小さいと、すなわち水の量が少なくなると二水石膏の針状結晶のぶつかり合う頻度が高くなります。その結果、硬化膨張が大きくなるのです。逆に混水比が大きいと、水の量が多い訳ですから、水石膏の針状結晶のぶつかり合う頻度が低くなって、硬化膨張が小さくなるのです。

こう言うと、超硬質石膏は混水比が少ないのに、普通石膏よりも硬化膨張は小さくなっています。おかしくな

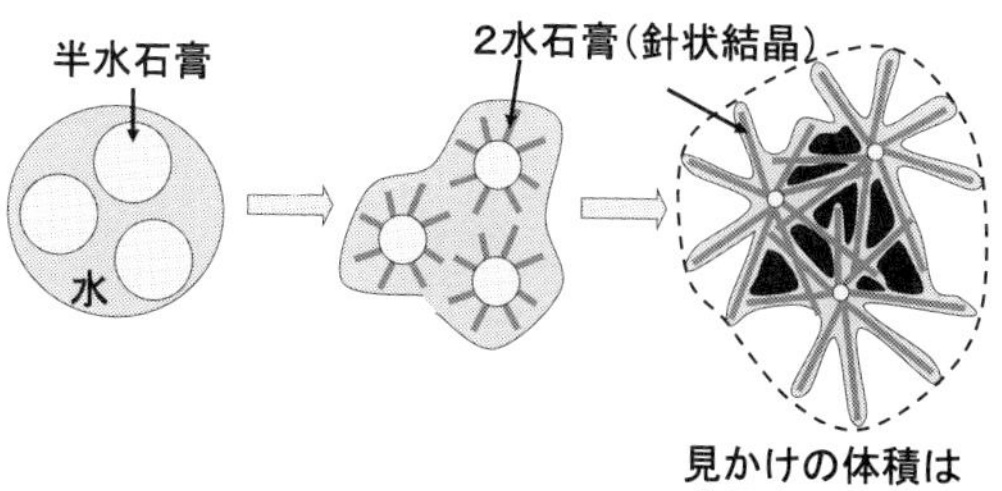

図 2-8　石膏の硬化膨張

いですか?と言う質問を受けることがあります。混水比が小さくなると硬化膨張が大きくなるというのは、同じ石膏同士で比較した時です。すなわち普通石膏同士で混水比を変えた時、超硬質石膏同士で混水比を変えた時の話です。普通石膏と超硬質石膏の間での比較ではありませんので、誤解しないで下さい。

(3) 粉が先か、水が先か?

石膏を練和するとき、ラバーボウルに先に計りとるのは粉でしょうか?水でしょうか?アルジネート印象材ではどうでしょうか?石膏の場合、先に水を計りとって下さい。アルジネート印象材は先に粉を計ってラバーボウルに入れて下さい。これは、石膏粉末とアルジネート印象材粉末では比重が違うからです。石膏粉末は水よりの比重が大きい、すなわち水よりも重いのです。ラバーボウルに先に水を計りとって、そこに石膏粉末を入れると石膏粉末は水の中に沈んでくれます。その結果、石膏粉末と水とが馴染むことができます。逆に石膏粉末の上から水をかけても、水が石膏粉末の下の方までうまく流れてくれません。水と馴染まない部分ができてしまいます。アルジネート印象材の場合、印象材粉末の比重が水より小さい、つまり水の方が重いので、ラバーボウルに採取した粉の下の方まで水が馴染んでくれます。ですから、**石膏を練和する時はまず水を計る、アルジネート印象材を練和する時は、まず粉を計り取るということになります。**

(4)　チクソトロピー

石膏を練和して印象材で取った型に流し込む時、バイブレーターを使います。練和する時にバイブレーターを使うのは気泡を取るためです。型に流し込む時にバイブレーターを使うのは石膏を流れやすくするためです。練和した石膏はそのままでは流れません。練和した後、ラバーボウルの中に静かに置いておくと、流れがなくなります。振動を与えると、石膏の粘度が低下して流れやすくなるのです。石膏を流した後、振動を与えずにしておけば、そのまま石膏を盛り上げて、ある程度の形を作ることができます。振動によって流れやすくなり、振動が止まると流れなくなるのです。この性質をチクソトロピー（チキソトロピー）と言います。

トマトケチャップのビンを逆さにして振ってケチャップを出す現象と似ています。ただし、トマトケチャップの場合、学問的にはチクソトロピーと言わないこともあるようです。

チクソトロピーは歯科材料にとって重要な性質です。例えば硬質レジンを築盛する時、築盛前はある程度の流動性が必要ですが、築盛した後はタレない性質が要求されます。石膏模型を作る時、硬質レジンで築盛している時、我々はそうとは知らずに石膏や硬質レジンのチクソトロピーという性質を利用しているのです。

3 合着・接着材料

(1) リン酸亜鉛セメント

合着用セメントとしては、リン酸亜鉛セメント、ポリカルボキシレートセメント、グラスアイオノマーセメントが広く知られています。リン酸亜鉛からポリカルボキシレートセメント、そしてグラスアイオノマーセメントへの流れを図2－9に簡単にまとめてみました。どうでしょうか? 大体概要はつかめたでしょうか? この流れに沿って、まず、リン酸亜鉛セメントから解説します。

リン酸亜鉛セメントは合着用セメントとして、最も古くから使用されてきたセメントです。十九世紀末に開発されたと言われていますから、既に百年以上の歴史があります。リン酸亜鉛セメントはその名のごとく液はリン酸水溶液、粉は酸化亜鉛が主になっています。液が酸性、粉が塩基性なので、粉と液を練ると中和反応が起こります。その際に中和熱が

リン酸亜鉛セメント　［機械的強度は大きいが，水に溶ける／歯や金属に接着しない］

⇩ 液の組成を変えた

ポリカルボキシレートセメント　［歯や金属に接着する様になったが，機械的強度が小さい］

⇩ 粉の組成を変えた

グラスアイオノマーセメント　［歯や金属に接着し，かつ，機械的強度も大きくなった］

図 2-9　合着用セメントの変遷

出るので、ガラス練板で熱を放出し、さらに粉を分割して練るので、一度に多量の中和熱を出さずに練和ができます。リン酸亜鉛セメントは操作性も良く、流動性があり、硬化したセメントが丈夫なので、（破砕抗力が高いと言います）長く使われてきました。しかしながら、リン酸亜鉛セメントには、金属修復物に接着しない、唾液や水分に溶解するという欠点がありました。金属性スパチュラで練和できるのは、金属にくっつかないからです。練和した後のガラス練板や金属製スパチュラを水につけておくと、セメントは溶けてきれいになくなってしまいます。口腔内でも同じ様に、水に触れると溶けてしまいます。

　しかしながら、リン酸亜鉛セメントで合着したクラウンが十年以上たっても脱落しないという場合もあります。水に溶けるセメントでどうして維持できるので

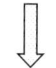

しょうか？リン酸亜鉛セメントによる金属補綴物の維持は、機械的嵌合力によるとされています（図２－10）。機械的嵌合力は、歯質や金属補綴物の微細な凸凹にセメントが流れ込んで固まることによって発揮されます。電車をつなぐ連結器がありますね。あれと同じです。微細なアンダーカットで維持されていると考えて下さい。ですから、セメントの強度が高い方が維持力は高いことになります。また、唾液や水分の侵入を防ぐためにセメント層は出来るだけ薄いことが要求されます。そこで、鋳造精度を高めるための研究や技術開発がなされてきました。被着体としては、水分の多い象牙質よりもエナメル質に限局しておけば溶解の影響はある程度は抑えられます。すなわち、鋳造精度を高めて、エナメル質に限局した維持を求めれば、リン酸亜鉛セメントでも金属修復物の維持は可能であると言えるかも知れません。しかしながら、セメント層をゼロにすることはできませんから、長期的にはセメントは溶解していきます。また、エ

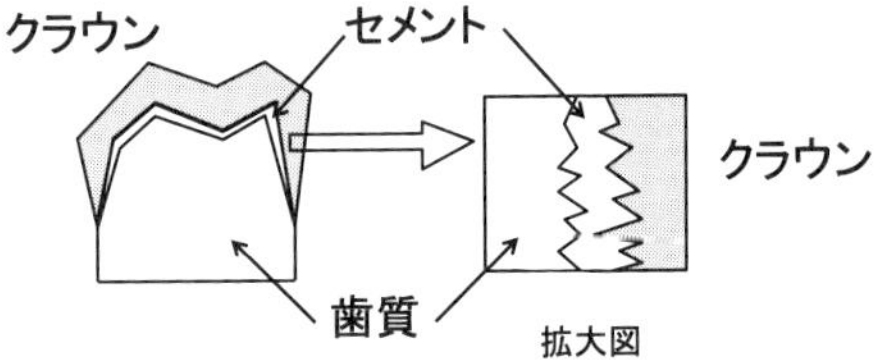

図 2-10　機械的嵌合力

ナメル質だけの維持では実際の臨床では用途が限定されてしまいます。溶解性を抑えて、かつ、エナメル質、象牙質にくっつくセメントの開発が行われました。

(2) ポリカルボキシレートセメントとグラスアイオノマーセメント

リン酸亜鉛セメントの欠点である接着性を改良するために開発されたのが、ポリカルボキシレートセメントです。どのようにして改良したのでしょうか？液成分を変えたのです。液の成分として、ポリカルボン酸と言う水溶性の高分子を使いました。〝ポリ〟がついているからポリマーです。ポリカルボン酸とはカルボン酸がいっぱいあるポリマーという意味です。

図２-11にカルボキシレートセメントに用いられているポリカルボン酸の構造式を示します。〝ポリ〟ですから、カルボン酸、つまりカルボキシル基（-COOH）がいっぱいある訳ですね。実際には、ポリカルボン酸の一種であるポリアクリル酸を使用しています。ポリアクリル酸はポリカルボン酸というグループの一つなのです。この場合も同じ構造を繰り返し書くのは大変なので、図２-11の様にモノマーの二重結合がつながっている部分を曲線で表します。つまり、図の上下は同じ構造を表しています。この曲線はポリマーの主

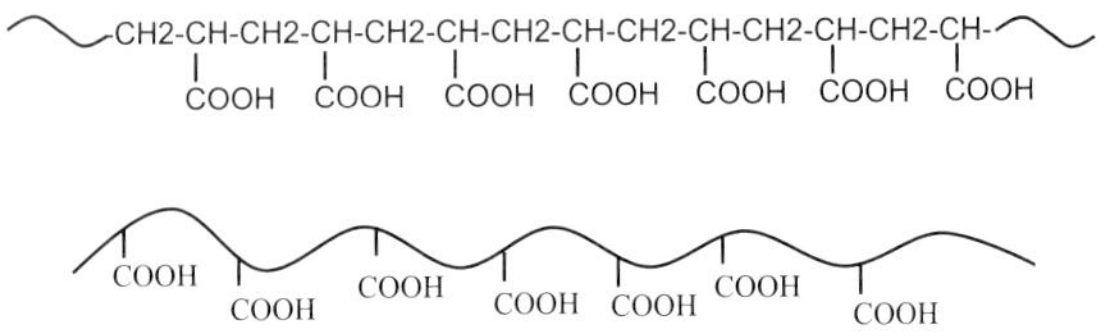

図2-11　ポリカルボン酸の構造式

鎖と言われる部分です。この曲線は便利です。曲線一本を書けば、それでポリマーになるのです。

後で触れますが、接着性モノマーの中にもこのカルボキシル基を持っているものがあります。カルボキシル基は金属や陶材と馴染む性質があります（Ⅱ章4－2）。また、歯質ともくっつきやすくなります。その結果、ポリカルボキシレートセメントは金属、陶材や歯質に接着性を示します。この様に、修復物が歯質にくっつくセメントができたのですが、現在それほど普及していません。それは、接着性がそれほど高くない事もありますが、ポリカルボキシレートセメントはリン酸亜鉛セメントに比べると、硬化したセメントの強度がかなり弱いという欠点があるからです。その後に開発されたグラスアイオノマーセメントが接着性もあり、強度もあるので、ポリカルボキシレートセメントに取って代わったという事になるのでしょう。

グラスアイオノマーセメントは後述の光硬化型と併せて現在最

も臨床で多用されている合着用セメントです。グラスアイオノマーセメントはポリカルボキシレートセメントの接着性を生かしつつ、強度を改良したセメントです。接着性を生かすために、液の主成分はポリカルボキシレートセメント同様にポリアクリル酸を使用しています。強度を高くするために、粉の成分を変えました。粉の主成分として、シリカ、アルミナ、フッ化カルシウムを混ぜて溶かして固めて、細かく砕いた物を使っています。シリカはコンポジットレジンのフィラーとして使われています（Ⅱ章４－１）。アルミナは陶材の強度を強くするために使われています（Ⅱ章５－１）。すなわち、この粉は酸化亜鉛よりも強度が高いのです。フッ化カルシウムはフッ素を徐放するために使っています。粉の成分を変えたことによって強度は飛躍的に向上しました。圧縮強さで二倍以上になりました。

アイオノマー（ionomer）とは、カルボン酸などとカルシウムなどの塩からなるイオン（ion）を含むポリマー（polymer）の事です。すなわち〝ion＋polymer→ionomer〟です。イオンからできたポリマーという意味です。

以上の事を踏まえて、再度セメントの変遷の図２－９を見て頂くと、それぞれのセメントの特徴が理解できるかと思いますが、どうでしょうか？

(3) キレート反応

図2－12にポリカルボキシレートセメントの硬化の模式図を示します。ポリカルボキシレートセメント、グラスアイオノマーセメント、どちらも硬化は〝キレート反応〟で進むと教科書などには書かれています。キレート反応とは何でしょうか？キレートとは、ギリシャ語の〝カニのはさみ〟の事です。カニのハサミで切られた！のではありません。あたかもカニのハサミではさまれた様な構造をしている事をキレートと言います（図2－13）。ポリカルボキシレートセメントの例では、液成分のポリカルボン酸のカルボキシル基の部分がハサミに相当します。粉末の酸化亜鉛の亜鉛原子（Zn）がこのハサミ（カルボキシル基部分）で挟まれているのです。この構造をキレート構造と呼んでいます。グラスアイオノマーセメントの場合にも、同様にカルボキシル基の部分で粉成分のカルシウムやアルミニウムを亜鉛の代わりに挟み込んでいます。

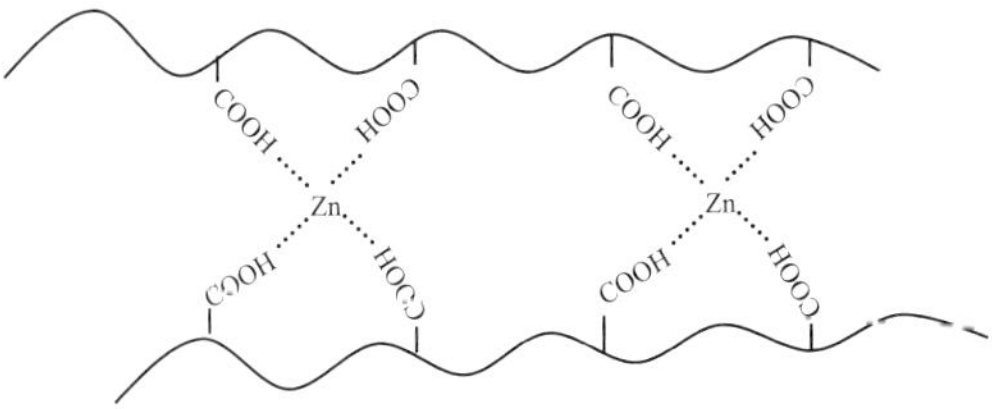

図 2-12　ポリカルボキシレートセメントの硬化模式図
キレート結合の生成

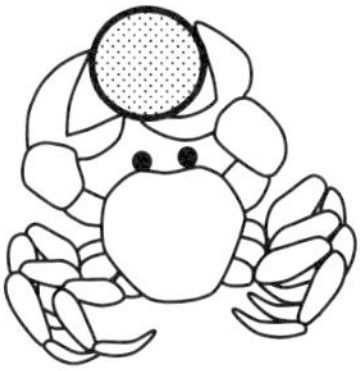

図 2-13　カニのハサミではさまれた

すなわち、キレート反応という言葉は、反応してできた生成物の構造がキレート構造になっているという事です。ポリカルボキシレートセメントやグラスアイオノマーセメントの液は酸性、粉はどちらも塩基性ですから、成分から硬化反応を見てみると、ポリカルボキシレートセメントやグラスアイオノマーセメントは“酸－塩基反応”で硬化するという事になります。

キレートの例は他にもあります。歯科で代表的なキレート材はＥＤＴＡ（エチレンジアミン四酢酸）です。主に、根管の洗浄に使われています。また、コンポジットレジン充填の際に窩壁象牙質のスメアー層の洗浄に使っている製品もあります。

ＥＤＴＡは、その名の通り酢酸が四個あります。酢酸はカルボン酸を持っている酸です。つまりカルボキシル基が四個あるのです。この四個のカルボキシル基でカルシウムイオンを挟み込んでいます。根管の洗浄では、まずＥＤＴＡでカルシウムを溶解した後、次亜塩素酸ナトリウムでコラーゲンを溶解させているのです。

(4) 光硬化型グラスアイオノマーセメント

グラスアイオノマーセメントは、硬化途中に水分や唾液に触れると硬化が遅くなったり、硬化したセメントが白濁したりすることがあります。これを感水と言います。セメントが水分に感じてしまうのですね。これを防ぐために、グラスアイオノマーセメントを練和後、硬化するまでの間バーニッシュを塗布します。また、硬化初期には強さが十分でないという欠点もあります。

この様な欠点を改良するために、練和後、光照射によってすぐに固まる光硬化型グラスアイオノマーセメントが開発されました。光重合型グラスアイオノマーセメントとして市販されている製品もあります。液にレジン成分が入っていますので、レジン添加型グラスアイオノマーセメントとも言われています。粉と液に光重合開始剤の成分がそれぞれ配合されています。保存中に光が当たって硬化してしまうのを防ぐために、黒い容器に入っています。光を照射しない通常のグラスアイオノマーセメントは、理工学的には従来型グラスアイオノマーセメントと呼ばれて、光硬化型グラスアイオノマーセメントと区別されています。

光硬化型グラスアイオノマーセメントは光重合型コンポジットレジンと同じ機構で硬化

します。ですから、光照射器は同じものが使えます。光を照射すると瞬時に固まります。レジン成分がラジカル重合で固まっているのです。その後、従来型グラスアイオノマーセメントと同様の粉と液との反応が起きて、キレート結合が生成して硬化していきます。

光照射で瞬時にレジン成分が固まりますので、水分や唾液の侵入をこの硬化したレジンが防いでくれます。従来型と同様の粉と液の反応は、何の邪魔もなく、後から起こることができます。ですから、従来型グラスアイオノマーセメントで問題になった感水が起こらず、硬化不良や白濁などを気にしなくて良いのです。

光硬化型グラスアイオノマーセメントもフッ素を溶出します。ただ、レジン成分がありますので、その溶出は従来型よりも少ないと言われています。

光硬化型グラスアイオノマーセメントは、ラジカル重合反応と酸－塩基反応で硬化します。光を照射しなくても、粉と液との反応で固まりますが、かなり時間がかかります。光硬化型グラスアイオノマーセメントのように二つの硬化機構で硬化する材料の事を、デュアルキュア型と言います。デュアルと言うのは、〝二つの〟とか〝二通りの〟という意味です。スキーの競技で、デュアルモーグルというのを見たことがありますか？二人並んで、同時に出発して競うモーグルです。キュアは、〝硬化〟という意味です。すなわち、デュアルキュア型は二通りの硬化の仕方があるという事です。支台築造用コンポジットレジンで、キャタリストペーストとベースペーストとを練和して使用するものは、光重合型と化学重合型とのデュアルキュア型になっています。

(5) レジンセメント

接着性に優れたレジンセメントの出現は歯科治療に大きな変革をもたらしました。矯正治療分野でのダイレクトボンディングシステムは今では当たり前になっています。

ほとんどのレジンセメントはペーストタイプです。ペースト成分はコンポジットレジンと似ています。すなわち、フィラーとBis－GMAなどのマトリックスレジンです（Ⅱ章4－1）。これに接着性モノマーが配合されています。接着性モノマーについては後章で詳しく説明します（Ⅱ章4－2）。配合されている接着性モノマーは各メーカーで異なりますが、大抵は各メーカーのボンディング材やプライマー、セルフエッチングプライマーに使われている接着性モノマーと同じモノマーが使われています。製品によってプライマーが付属している材料もあります。プライマーやセルフエッチングプライマーについても後でまた述べます（Ⅱ章4－2）。

粉と液とを組みあわせた製品もあります。スーパーボンドの名前で知られています。元々は矯正用でブラケットの接着材として開発されましたが、今は他の用途でも広く使われています。主に筆積み法で使われてきましたが、クラウンの装着の場合などは混和法で使う場合もあります。この製品の粉はＰＭＭＡで、液はモノマー液と言われていますが、主成分はＭＭＡです。大まかな組成だけ見ると、何と即時重合レジンと同じなのです（Ⅱ章４－７）。違うのは、液に４－ＭＥＴＡという接着性モノマーが配合されている事と、重合開始剤が特殊なシリンジに入っている事です。このシステムでは、この重合開始剤も接着性に大きく影響しています。この重合開始剤は空気が入った方が、ラジカルができやすくなります。シリンジから重合開始剤をモノマー液に垂らした後、空気を巻き込むように良くかき混ぜることが肝心です。また、エナメル質と象牙質とでエッチング材が違いますので、注意して下さい。エナメル質に対しては、リン酸でエッチングします。象牙質に対しては、クエン酸と塩化第二鉄の混合水溶液（10－３）でエッチングします。象牙質をリン酸でエッチングしますと、レジンセメントが接着しませんので注意して下さい。このレジンセメントでは、塩化第二鉄が象牙質との接着に関与しています。

(6) 合着と接着

合着と接着は何が違うのでしょうか？合着用グラスアイオノマーセメントとは言いますが接着用グラスアイオノマーセメントとは言いませんね。合着も接着もどちらもくっつけるという意味があります。歯科診療では、大まかには、接着性の大小、接着性があるかないかで両者を分けて使っています。機械的嵌合力のみで維持しているリン酸亜鉛セメントや、接着性があるがそれほど高くないポリカルボキシレートセメントやグラスアイオノマーセメントを用いて修復物を装着する場合を〝合着〟、接着性の高いレジンセメントやボンディング材を使用する場合を〝接着〟と言っています。ただ、合着には修復物を装着するという意味もあるので、例えば、接着性レジンセメントでインレーを象牙質に接着して合着する、とも言えます。ややこしいですね。

材料の進歩につれ、今まで使っていた言葉の意味が変わる場合があります。また、その言葉が正しく使われない事もあります。〝接着性〟のないセメントを使っていた時代は〝合着〟だけだったのですが、〝接着性〟が向上し、新しい製品や技術が開発され、将来、〝合着用セメント〟は死語になるかも知れませんね。

4 成形修復材料

(1) コンポジットレジン

歯科用コンポジットレジンは、無機質フィラーと有機質マトリックスレジンからなる粒子分散強化型複合材です。図2－14のコンポジットレジンのSEM（走査電子顕微鏡）写真を見て下さい。白く見えるのがフィラーです。フィラーの間はレジンで埋められています。マトリックスレジンです。フィラーの形、大きさは各メーカーで違っていますが、基本的な構造、つまり、フィラーがあってその間をマトリックスレジンが埋めているのはどのコンポジットレジンでも一緒です。

フィラー（filler）とは、〝fill〟される物、つまり〝詰められる物〟という意味です。マトリックスとは、基材という意味で、マトリックスレジンはベースレジンとも言われます。

コンポジットレジンは、基材であるレジンに無機材料が詰められてフィラーの役割をしている複合材料です。歯科用コン

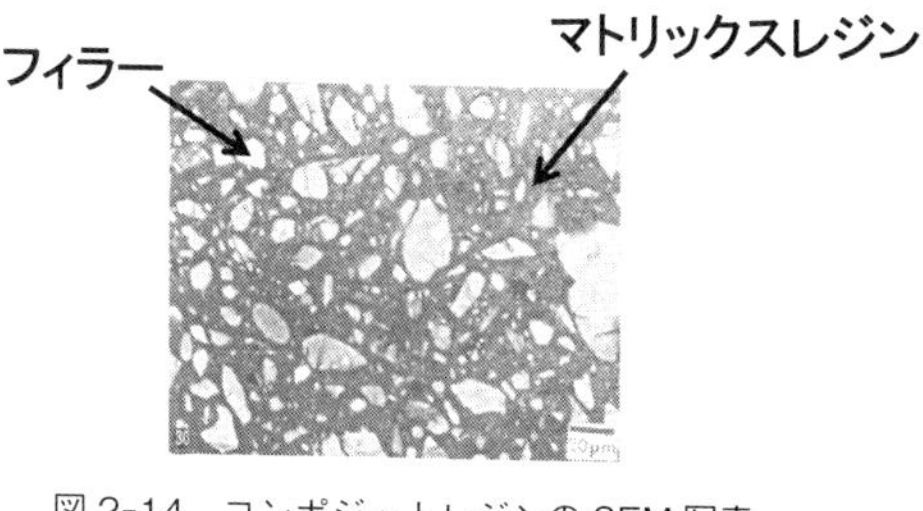

図2-14　コンポジットレジンのSEM写真

ポジットレジンの開発の歴史は、モノマーの開発の歴史、フィラーの改良の歴史、フィラーの表面処理の歴史、そして接着技術の開発の歴史です。

モノマー

コンポジットレジンが今日のように実用化されるきっかけとなったのは、一九六〇年代にアメリカ国立標準技術研究所（National Institute of Standards and Technology, NIST）のパッフェンバーガー研究センターに在籍していたボーエン博士によって開発されたBis－GMAというモノマーの出現です。このBis－GMAによってコンポジットレジンが歯科臨床に導入され、大きな進展を見ました。Bis－GMAがボーエンモノマー（Bowen-Monomer）と呼ばれる所以でしょうか。

Bis－GMAとMMAとでは、どこが違うのでしょうか？ MMAは義歯床用レジンや即時重合レジンの液の主成分です。見た目は水と同じですね。もっとも臭いを嗅げばすぐ分かります。それに対して、Bis－GMAは水飴みたいに粘っこいのです。図2－15を見て下さい。Bis－GMAの入ったビンを斜めにして、その後平らに戻しました。Bis－GMAは粘っこいのですぐには平らに戻りません。これをレジン充填器ですくうと、すくえます。MM

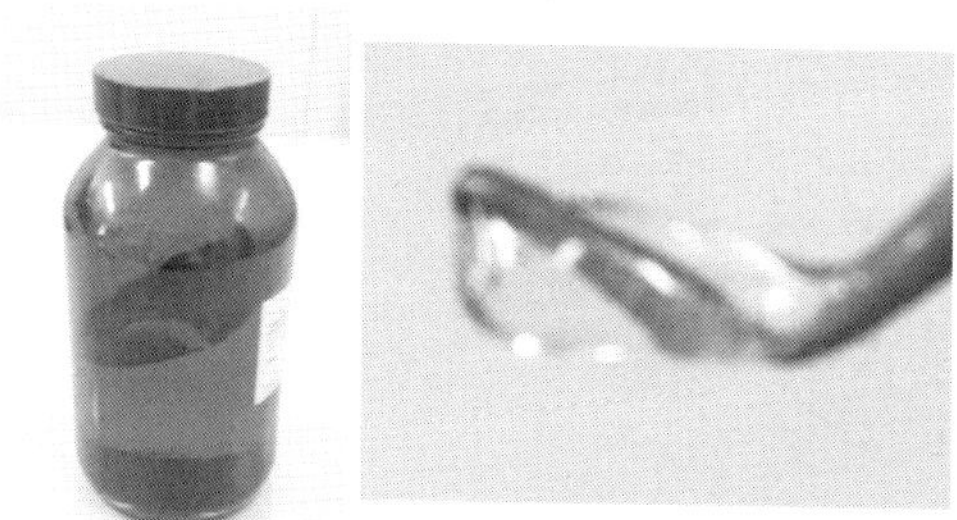

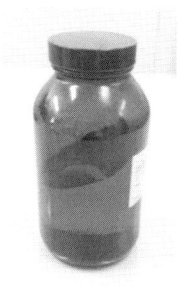

Bis-GMAは粘っこい

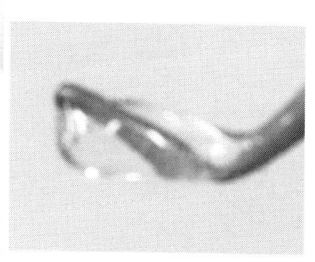

図2-15　これがBis-GMAです

Aはレジン充填器ですくえないですよね。

MMAにフィラーを混ぜてもまるでシャバシャバカレーのようになってしまい、フィラーは上手く混ざりません。それに対して、Bis-GMAは粘っこいので、ちょうど粘土に混ぜるようにフィラーを混ぜることができるのです。

MMAとBis-GMAの構造式を比較してみましょう（図2-16）。まず、随分長さが違いますね！Bis-GMAの方がはるかに長いです。この長さの違いは先ほどの粘っこさの元です。長くなればなるほど粘っこくなります。長くなるという事は分子量が大きくなる事です。つまり、Bis-GMAはMMAより分子量が大きいので粘っこいのです。また、後で述べますが、この長さは重合収縮にも効いてきます。

それぞれの末端の点線四角がラジカル重合する部分、

二重結合でしたね。歯科用レジン材料に使用されているモノマーは、ほとんどがこの四角の部分、二重結合（重合性基）を持っています。MMAはこの四角部分が一個です。Bis－GMAは四角部分が両端に二個あります。この四角の部分が重合反応して、つながって高分子、ポリマーになります。MMAは四角が一つですから、重合反応は一か所で起こり、出来た高分子は直線状につながった線状構造を作り、線状高分子になります（図2－17）。ここでも二重結合がつながった主鎖の部分を曲線で表しました。この曲線同士はくっついていません。つまり線状高分子ではポリマー同士はバラバラなのです。MMAの様な四角の部分が一つ、つまり二重結合が一か所で、線状高分子を作るモノマーを一官能性モノマーといいます。MMA以外には、プライマーやボンディング材の成分として使われているHEMA（ヒドロキシエチルメタクリレート）や、接着性モノマーである4－META、MDPなどがあります。

一方、Bis－GMAは四角が二つありますから、重合反応はこの二か所で起こります。ちょっとややこしいですが四角部分以外を直線で表して、Bis－GMAが重合した模式図を図2－18に示します。あみだくじのようですね。もう少し分かり易くするために、主鎖の部分を曲線で書いてみましょう。まさしくあみだくじです。所々で、ポリマー同士がつ

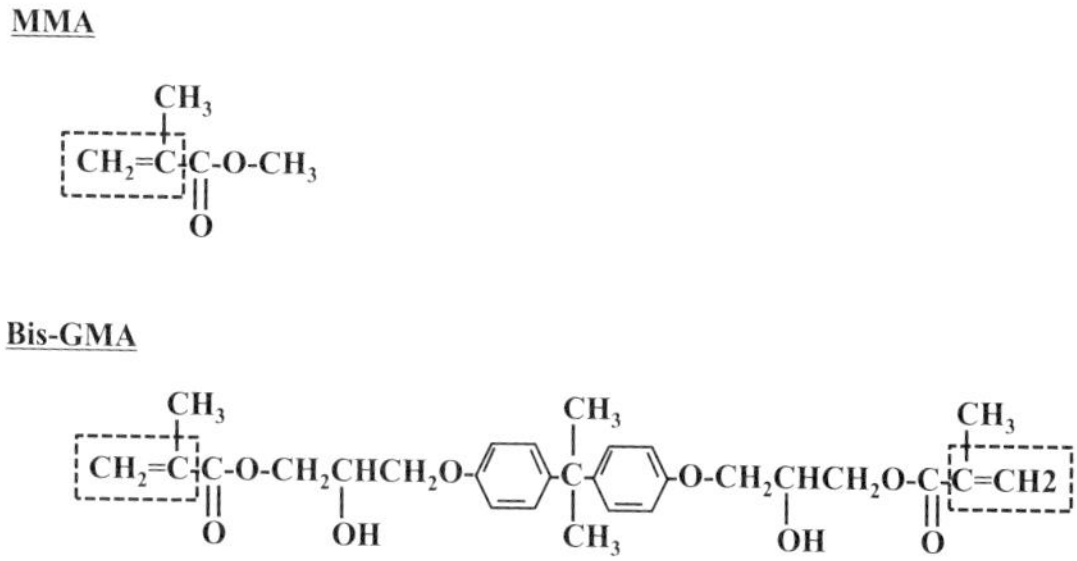

図 2-16　MMA と Bis-GMA を比較しよう

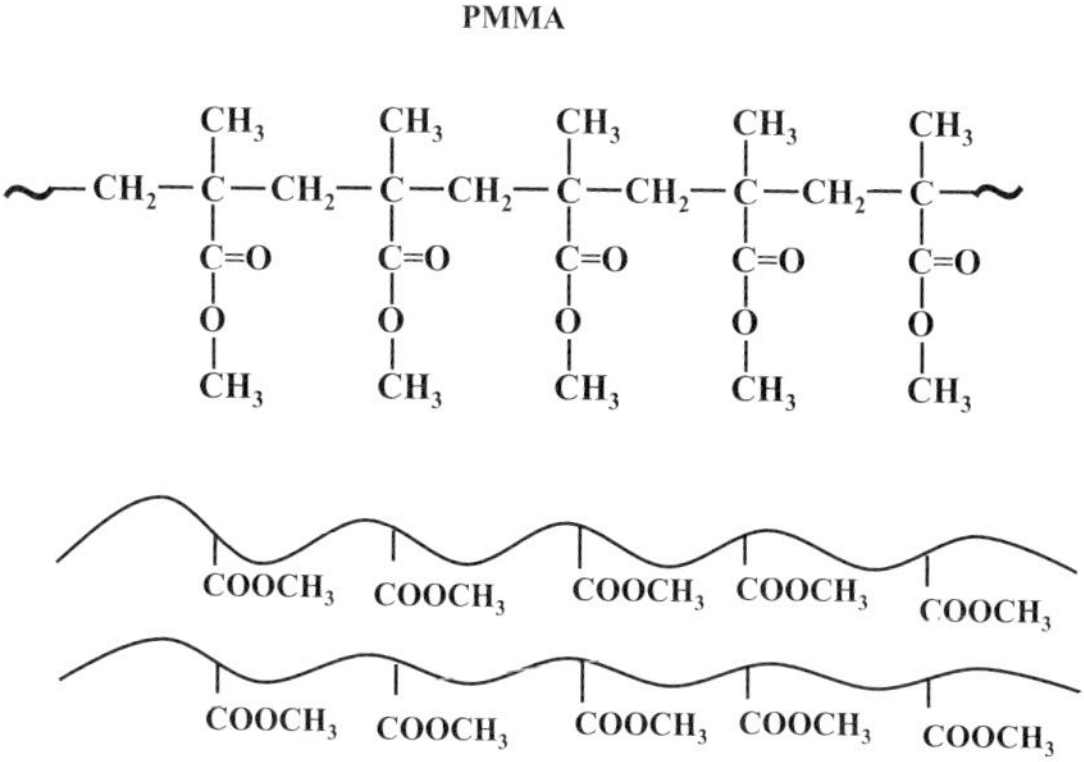

図 2-17　PMMA は線状高分子

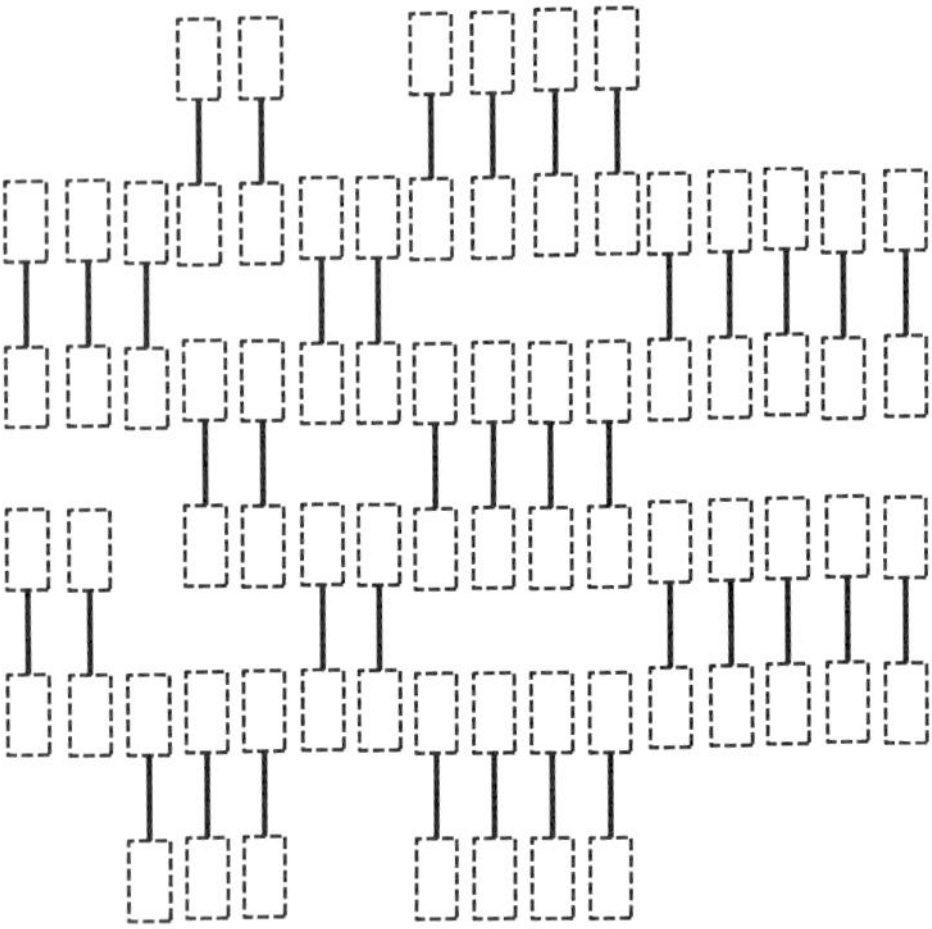

図 2-18　Bis-GMA の重合模式図

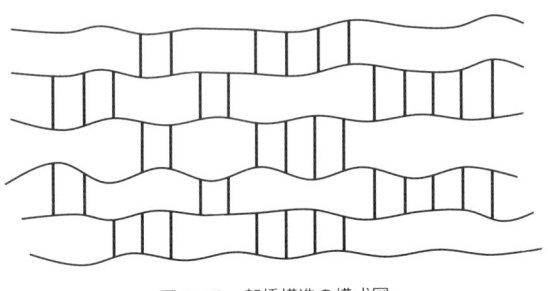

図 2-19　架橋構造の模式図

ながっています。橋架け構造ができたのですね（図2－19）。橋架け構造（架橋構造）は、網目ができるので網目構造、網状構造とも言われます。Bis－GMAのような架橋構造を作るモノマーでは四角部分が二つあります。つまり二重結合が二か所あるので、二官能性モノマーと言われます。コンポジットレジンのモノマーとしては、他には、UDMA、TEGDMAなどの二官能性モノマーが使われています。いずれもBis－GMAと同じ様に分子の両端に二重結合を持っています。分子の中の構造が違っています。見ての通り、架橋構造は線状構造より丈夫です。吸水率も低下します。熱にも強くなります。

レジンは重合すると必ず体積収縮します。重合収縮と言います。歯科材料としてレジンを使う時、一番問題になるのが、この重合収縮です。モノマーの状態ではお互いのモノマー同志は離れています。重合するとモノマー同志はくっつきます。モノマーとモノマーの間の距離が近くなるのです。その結果、体積が減るという訳です。

Bis－GMAのよう二官能性モノマーは、長い構造です。つまり両端の四角の部分、二重結合の部分距離が離れています。重合しない部分の方が重合反応する二重結合の部分よりも、MMAに比べるとその割合が大きくなっています。重合反応でモノマーがくっついて体積は小さくなりますが、重合反応をしない部分の割合が大きいので、体積の縮み方はM

MAよりも少なくなります。すなわち、重合収縮率がMMAよりも小さくなるのです。重合収縮率が小さいのは、充填用材料として有利な点です。コンポジットレジンを窩洞に充填して、重合硬化させる時、重合収縮が大きいと窩壁との間に隙間ができやすくなります。重合収縮率が小さいので、隙間を小さくできるのです。

以上をまとめますと、Bis－GMAがコンポジットレジンに使われている理由は、丈夫で、吸水性が低く、熱に強く、かつ重合収縮の割合が小さい架橋高分子を作ることができるからとなります。

フィラー

フィラーの変遷はコンポジットレジンの変遷につながっています。フィラー成分としては、シリカガラスが主に使われています。エックス線造影性を得るために、酸化バリウム、酸化ストロンチウムなどが含まれています。また、ジルコニアを添加して高強度を目指したフィラーが配合されているフィラーもあります。

フィラーの種類、特に大きさによる分類を図2－20に示します。コンポジットレジンをもっと細かく分けた分類もありますが、本書では性質が大きく違う三種類に分類しました。

コンポジットレジンが開発された当初は、形がばらばらな不定形で、大きさが10～100 μmと比較的大きいシリカ粒子が使われていました。配合率は60～80 wt%程度でした。従来型コンポジットレジン、或いはマクロフィラー型コンポジットレジンと言われていました。このフィラーをレジンマトリックスに混ぜると機械的強度が飛躍的に向上しました。しかしながら、研磨時にフィラーが脱落して、研磨面が凸凹になるという欠点がありました。そこで、粒系のもっと小さいフィラーを配合したコンポジットレジンが開発されました。微粒子フィラー配合型コンポジットレジン、ミクロフィラー型コンポジットレジンと言われます。粒系が0.01～0.1 μmと小さいので、この場合マトリックスレジンと直接混ぜるのはかなり困難です。そこで、シリカ粒子とマトリックスレジンとの配合物を一旦重合させ、それを微粉砕して、フィラーとして用いることがあり、このフィラーを

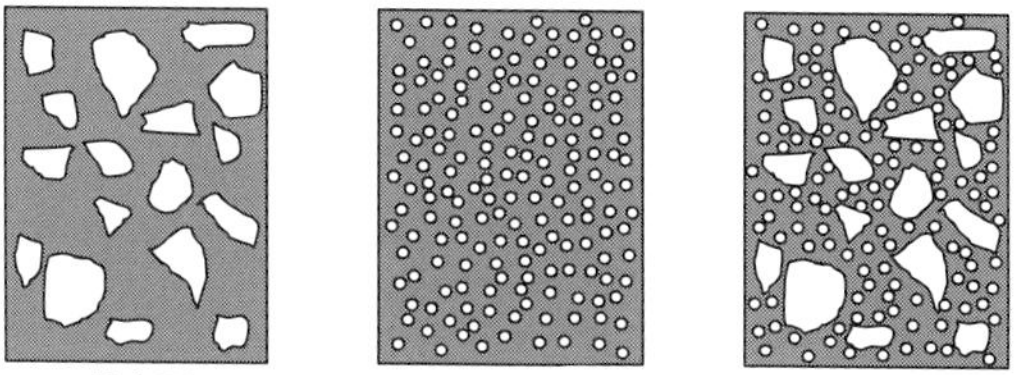

図 2-20　フィラーの大きさの違いによるコンポジットレジンの分類

有機質配合フィラーと呼んでいます。コンポジットレジンの中に、重合硬化したコンポジットレジン粉砕物が配合されていることになります。微粒子フィラーを用いると研磨面はきれいに仕上がりますが、機械的物性がマクロフィラー型ほどは向上しませんでした。

そこで、マクロフィラー型とミクロフィラー型の長所を活かし、欠点をなくすために開発されたのが、ハイブリッド型コンポジットレジンです。現在、臨床で使用されているコンポジットレジンはほとんどがハイブリッド型です。〝ハイブリッド〟とは、異種の物を組みあわせた物という意味です。ハイブリッドカーというのがあります。これは、従来のガソリンで動く機能と電気で動く機能を組み合わせた自動車という意味です。コンポジットレジンの場合には、粒系の大きなフィラーと小さなフィラーとを組み合わせて、機械的物性を向上させて、研磨面もきれいなるように工夫したという事で、ハイブリッド型コンポジッレジンと呼ばれています。

最近は、ナノフィラー配合型コンポジットレジン、或いはナノコンポジットレジンという製品も開発されています。ナノは10^{-9}の大きさを表す言葉です。10^{-9}とは十億分の一です。そう言われてピンとこないですよね。よく言われるのが、地球の大きさに対してビー玉の大きさがナノです。単純に言えば、すごく小さいフィラーを使っているという事です。

今までフィラーよりももっと小さいフィラーを使ったコンポジットレジンです。フィラーがすごく小さいので、審美性が向上しているのが特徴になっています。

シランカップリング処理

シリカはガラスの成分です。従って、シリカフィラーは無機材料で、親水性、水になじみます。それに対してマトリックスレジンは有機材料で、疎水性、水をはじきます。単純にシリカフィラーをマトリックスレジン、例えばBis－GMAに混ぜても、お互いがはじいてしまい、シリカフィラーとマトリックスレジンとの間に間隙ができてしまいます。機械的物性が思ったように向上しないばかりか、長期的にはシリカフィラーが脱落することもありえます。シリカフィラーとマトリックスレジンをくっつけることが必要です。そのために、シリカフィラー表面はシランカップリング剤という物質で表面処理がなされています。

シランカップリング剤の構造を見てみると、分子の片側に丸で囲んだシリカフィラーとくっつくことのできる部分があり、反対側にはMMAと同じ二重結合（四角）があります（図2－21）。二重結合の部分はマトリックスレジンと一緒に重合反応するので、この部分

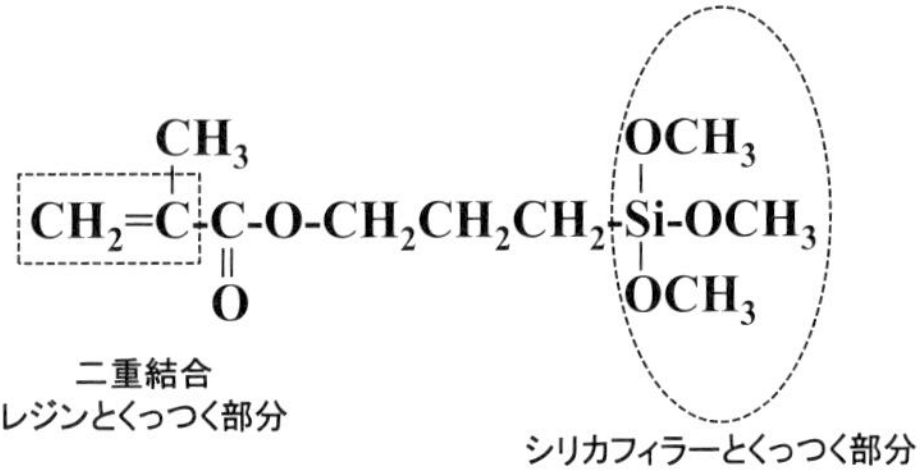

図 2-21　シランカップリング剤

でレジンとくっつきます。反対側がシリカフィラーとくっつくので、ちょうどシランカップリング剤を仲立ちにして、マトリックスレジンとシリカフィラーがくっつくことになります。すなわち、シランカップリング処理によって、シリカフィラーをマトリックスレジンと混ぜて、一体化させることができるのです。シランカップリング処理はシリカフィラーの表面の性質だけを変えます。物性を変化させることはありません。シリカフィラーの性能をそのまま生かせることができるのです。このシランカップリング剤は後述する陶材との接着でも重要な役割をしています（Ⅱ章4－4）。

この様に、シランカップリング処理によってシリカフィラーとマトリックルレジンを一体化させてペーストを作ることができます。次にこの一体化したペーストを固める方法、重合反応について述べます。

重合反応

コンポジットレジンはラジカル重合で固まります。ラジカル重合反応の様式によって、化学重合型コンポジットレジンと光重合型コンポジットレジンに分類されます（Ⅰ章4－3）。現在臨床で使用されているのは、ほとんどが光重合型コンポジットレジンです。化学重合型コンポジットレジンはあまり使われていませんが、光重合型コンポジットレジンの特性についてより理解するためにも、化学重合型コンポジットレジンについてもう一度おさらいしてみましょう。

化学重合型コンポジットレジンは、過酸化ベンゾイルと第三アミン（三級アミン）の反応でラジカルを作って重合します。即時重合型レジンや常温重合型床用レジン（流し込みレジン）の重合機構と同じです（Ⅱ章4－7、6－1）。ユニバーサルペーストに第三アミンが、キャタリストペーストに過酸化ベンゾイルがそれぞれ0.5～1％程度配合されています。残りは、シランカップリング処理されたシリカフィラーとマトリックルレジンです。それでは、ユニバーサルペーストとキャタリストペースト、どちらのペーストの方がフィラーの量が多いでしょうか（図2－22）？ユニバーサルペーストでしょうか？キャタリストペーストでしょうか？

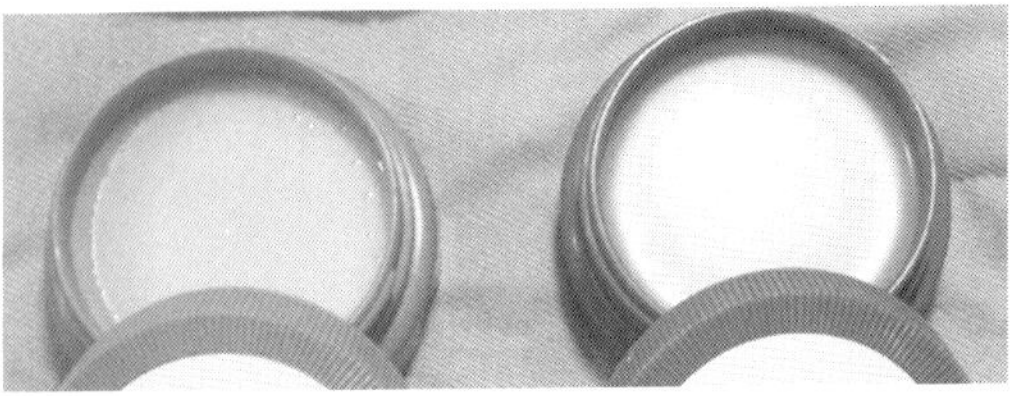

図 2-22　キャタリストペーストとユニバーサルペースト

答えは、〝どちらも同じ〟です。つまり、ユニバーサルペースト、キャタリストペースト、どちらもフィラーの量、マトリックスレジンの量は一緒なのです。ですから、正確な計量をしないで、目分量でペーストを採取して練和しても、フィラー量、マトリックスレジンの量は変わりませんから、問題がないのです。

光重合型コンポジットレジンは、カンファーキノンと第三アミンとがそれぞれ0.5～1％程ペーストに配合されています。カンファーキノンと第三アミンはただ混ぜただけではラジカルを発生しません。可視光線を照射すると、ラジカルを発生して重合反応が始まります。現在の可視光線型が出る前に、紫外線によって硬化する紫外線重合型コンポジットレジンが開発され製品化されましたが、ご存知のように紫外線は日焼けします。口腔粘膜に対しても同じです。口腔粘膜に損傷を与えますので、紫外線重合型は使われなくなりました。

光重合型コンポジットレジンには光照射器が必要です。ハロゲンランプを使った照射器が当初は使用されていましたが、数秒で硬化可能なキセノンランプを使った照射器や、LEDを使った照射器が開発されました。ノーベル賞を受賞したあの青色LEDです。LED照射器は寿命が長くて発熱も少なく、ペンタイプで使いやすいなどの理由で多用されています。用途に応じてモードを切り替えられるタイプも製品化されています。

化学重合型と光重合型の大きな違いは何でしょうか？ズバリ､練るか練らないかですね。化学重合型は練ります。光重合型は練りません。これはどういう意味があるでしょうか？操作が楽というのももちろんです。それ以外にも、重合反応に大きな意味があります。練る時はどんな事が起こるでしょうか？空気の中で練っています。当たり前ですね。練る時に空気も一緒に巻き込みます。気泡ができるわけです。気泡ができるとその分物性が弱くなります。それだけではないのです。ラジカル重合反応は酸素があると反応が阻害されます。つまり、気泡があるとその中の酸素が重合を邪魔するのです。その結果、その部分には未重合のモノマーが残り、やはり物性が弱くなります。未重合モノマーが溶けだして、歯髄刺激を起こす事も考えられます。

コンポジットレジンを充填した後に、透明なストリップスで圧接する事がありますね。

形態を整える意味もありますが、実は空気中の酸素を遮断しているのです。酸素に触れるとその部分は重合硬化しなくなりますので、注意してもらえればと思います。

光重重合型の利点は、色調を揃えられる、成形しやすいとか他にも色々ありますが、一番のメリットは気泡がない事なのです。**くれぐれも光重合型コンポジットレジンのペーストを練和する事だけはしないようにお願いします。**

(2) レジンと歯質との接着

ヌレと重合

Bis－GMAの開発、シリカフィラーの改良、シランカップリング剤によるシリカフィラーの表面処理、これらの技術開発が歯科用コンポジットレジンの発展に大いに貢献してきました。歯科用コンポジットレジンが現在のように日常臨床で多用されるようになったもうひとつの大きな要因に、〝歯質との接着〟技術の改良、発展があります。接着の技術なくしては今日のようにはならなかったでしょう。コンポジットレジンの接着について解説してみたいと思います。

実は毎日のように行っているレジン充填や接着の技術はかなり高度な技術なのです。工

表 2-3　歯科接着は高度な技術

	歯科治療	工業分野
水分	有り	無し
温度	37℃	室温～高温
汚染	されやすい	禁忌
作業領域	狭い	広い、自由な空間
作業時間	数秒～数 10 秒	数時間～数日
光源	可視光線	紫外線、電子線
被着体	レジン、金属、陶材、歯質（エナメル質、象牙質）を同時に同一の接着剤でくっつける	

業分野と比較して考えてみましょう（表2－3）。口腔内で使用しますので、生体安全性はもちろん必要です。それ以外の要因として、まず、口腔内は湿潤下で、汚染されやすく、作業領域も口腔内と狭く、作業時間も数秒と非常に制限されています。通常の接着は全て逆で、水分や汚染物質のない環境下で、温度や作業領域は自由に設計でき、時間の制約もありません。接着材を固める時、歯科臨床では可視光線が使われていますが、工業分野では紫外線や電子線などもっとエネルギーの大きい光源を使っています。また、歯科治療では、レジン、金属、陶材と多岐にわたる歯科材料を歯質にくっつけなければなりません。歯質でもエナメル質と象牙質とで成分、構造が異なっています。もっと言えば、年齢や歯種、前歯か臼歯か、乳歯か永久歯か、さらには齲蝕の程度、部位などによっても違いま

すし、エナメル質、象牙質といってもその性質は異なってきます。現在の歯科用接着材はこれらの厳しい条件を乗り越えて、実用化されています。未だに幾つかの問題点はありますが、歯科用接着材の技術は、日本が世界をリードしています。日本が世界に誇れる技術なのです。

それでは、なぜくっつくのでしょうか？まず、〝ヌレ〟という事を考えてみましょう。図２－23を見て下さい。よく出る例ですが、二枚のガラス板をくっつける場合を考えましょう。接着剤なしでこの二枚のガラス板をくっつけることはできるでしょうか？二枚のガラス板を水でぬらせば、くっつける事ができます。当然、その前にガラス板をきれいにして、ほこりや油分を取り除いておきます。水でぬらしてくっつけた

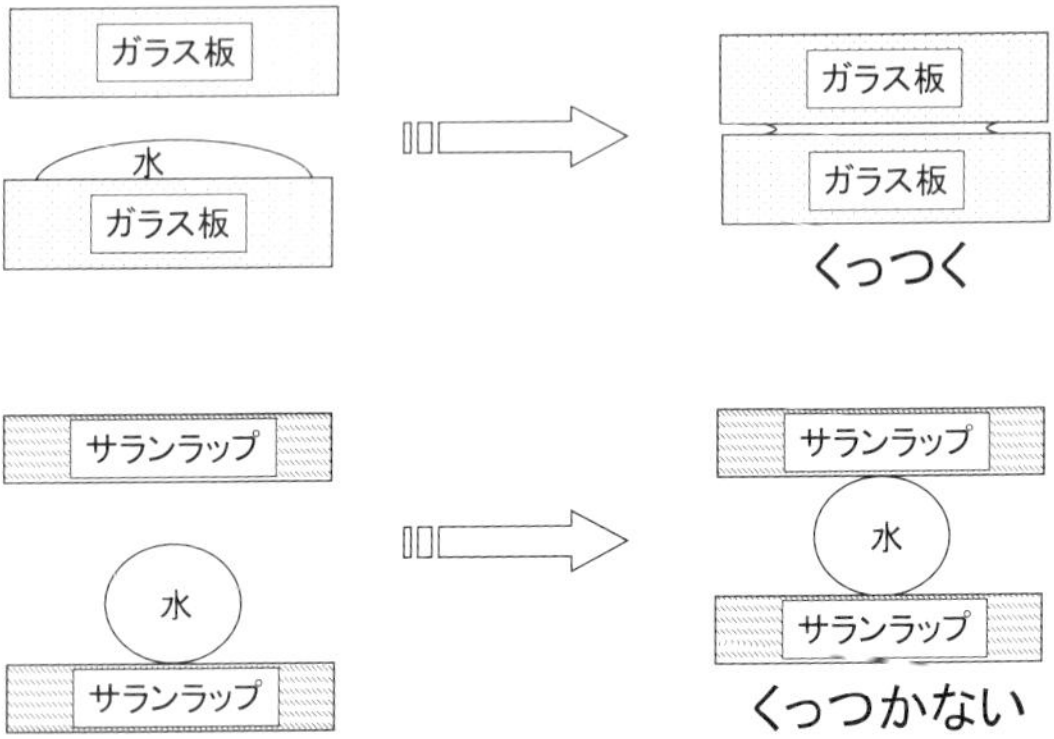

図 2-23　ガラス板とサランラップ

ガラス板は、単純に両端から引っ張っても簡単には剥がれません。しかし、ガラス板をちょっとひねれば、簡単に剥がせます。これは水自体が引きちぎれてしまうからです。では、水が引きちぎれないようにするにはどうしたら良いでしょうか?冷やして氷にすれば、ひねっても氷は簡単に壊れませんから、水のようには剥がれません。ただ、当たり前ですが、温めればまた元に戻ってしまいます。

これが接着の考え方の基本です。この場合、水が接着材となっています。すなわち、接着材が、くっつけられる物をまず良くぬらす事が必要です。ガラス板に水が広がった状態になることです。次にその接着材が固まる事によって剥がれなくなります。ガラス板がくっつくのです。この場合のガラス板のようにくっつけられる物を被着体と言います。水の場合は、冷やして氷にして固めました。歯科用接着材では、重合反応によって固めています。重合反応で固まった接着材は氷と違って元には戻りません。すなわち、〝ヌレ〟と〝重合〟が歯科用接着材を理解するキーワードになるのです。

サランラップは水でくっつくでしょうか?この場合、サランラップは水を弾いてしまいます。水はサランラップの上では広がりません。したがって、サランラップを水でくっつけることはできません。サランラップのヌレが悪いのです。サランラップを水になじむようにその表面を変える必要があります。レジンと歯質の接着も同様です。レジンは水を弾きます。疎水性です。それに対してエナメル質や象牙質は水にぬれやすい性質があります。親水性です。疎水性のレジンを親水性のエナメル質、象牙質にくっつけるためには、まず、ヌレを改善する必要があります。ヌレを改善するために、リン酸エッチングやプライマー処理などの前処理法や前処理材の改良、接着性モノマーの開発などがなされてきたのです。

前処理

歯質の代表的な前処理は、リン酸エッチングや10－3（10％クエン酸－3％塩化第二鉄水溶液）エッチングなどによる酸エッチングです。現在は、セルフエッチングプライマー処理やワンステップシステム処理が普及し、酸エッチングはある特定の商品や特定の症例に限られています。

エナメル質に対するリン酸エッチングは、一九五〇年代にブオノコアによって考案された手法です。何と論文が出てから何ともう六十年近く経とうとしているのです。これは凄いことで、リン酸エッチングはそれだけ素晴らしい技術なのです。エナメル質をリン酸エッチングすると、表面がきれいになり、エナメル質の表層が溶解してエナメル質表面に凸凹ができます。ヌレ性も向上します。この凸凹にレジンが入って固まって、いわゆるレジンタグを形成して接着すると言われています（図２－24）。

エナメル質に対するリン酸エッチングはコンポジットレジンの出現とともに普及し、その有効性は広く認められてきました。その反面象牙質に対するリン酸エッチングは様々な議論を呼び、象牙質に対しては、リン酸エッチングは禁忌であるという意見もありました。その後、接着性モノマーの改良やプライマーの導入などにより、象牙質に対して酸エッチング処理をしてもエナメル質と同程度の接着性が得られるようになりました。

学問的にみると、エナメル質に対してはリン酸エッチングで問題ないという結論があまりにも容易に得られたために、逆に、エナメル質に対する接着メカニズムの解明などが遅れたのではないかと考えています。図２－25に接着性レジンとエナメル質とを接着させた断面の走査電子顕微鏡（ＳＥＭ）写真を示します。断面そのままだと接着性レ

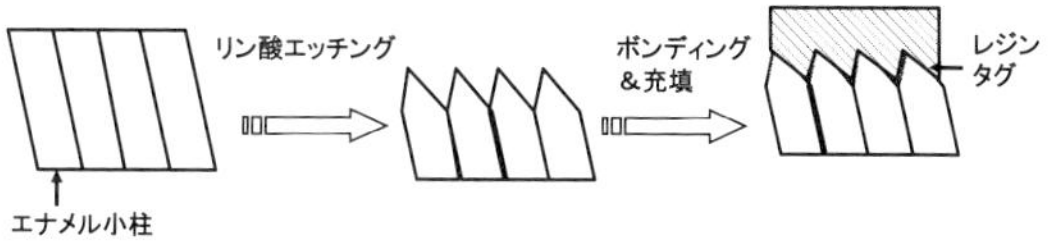

図 2-24　エナメル質のリン酸エッチングとレジンタグ

ジンとエナメル質が一体化していて、レジンとエナメル質の境界が全く分かりません。アルゴンイオンエッチングという手法によってレジンを削り取ると、境界が見えてくるようになります。この境界を拡大してみましょう。レジンとエナメル質がしっかりくっついている様子が分かります。この写真を見るといつも感動してしまいます。しかしながら、レジンはどうやってエナメル質にくっついているのでしょうか?化学結合?どうなのでしょうか?化学結合でくっついているという報告もありますが、固体表面で本当に化学結合が起こっているの?という疑問があります。この界面で起こっている事を直接見るのは、今の段階では不可能です。いつの日か、ミクロの決死圏(一九六六年)やインナースペース(一九八七年)のようにミクロの大きさまで小さくなって、レジンとエナメル質の境界面に乗り込んで直接見ることはできないかと勝手に夢想しています。

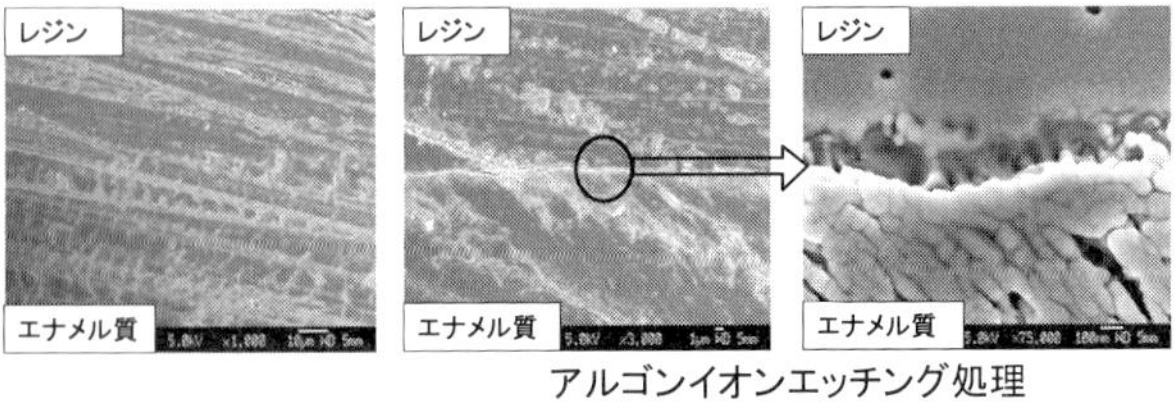

図 2-25　接着性レジンとエナメル質の界面

セルフエッチングプライマーシステムは、わが国で開発された日本オリジナルなシステムです。セルフエッチングプライマーの詳細については後述します。セルフエッチングプライマー処理やワンステップシステムによるレジン充填は、わが国では当たり前のように普及していますが、欧米では未だにエナメル質にはリン酸エッチングを行うのがベターとされています。文化の違いなのでしょうか？セルフエッチングに対する信頼性が低いようです。セルフエッチングプライマー処理やワンステップシステムをもっと普及させて、幅広い評価、エビデンスを得ることが、さらなる材料の発展、進歩に繋がるのではないかと個人的には考えています。どうやって彼らを納得させれば良いのか？何かお知恵があれば教えて下さい。

樹脂含浸層

エナメル質と象牙質とでは組成が違いますから、リン酸でエッチングした時にその効果が違うのは当然です。象牙質への接着メカニズムとしてリン酸エッチングによって象牙細管が開孔し、そこにレジンが進入して固まったレジンタグが維持になるという説が提唱されたことがあります。地面に根を張った大根のイメージでしょうか？しかしながら、こ

のレジンタグは周りの象牙質とくっついていなければ、すっぽり抜けてしまいます（図2－26）

象牙質へのレジンの接着メカニズムとして広く認識されているのは、東京医科歯科大学医用器材研究所（現生体材料工学研究所）に在籍していた中林宣男教授が提唱した〝樹脂含浸層〟です。耳にしたことがあると思います。パンフレットにも出ていますね。英語ではハイブリッドレイヤー（hybrid layer）と言われています。何のハイブリッドなのでしょうか？

樹脂含浸層の生成模式図を図2－27に表しました。酸で象牙質をエッチングする、あるいはセルフエッチングプライマーで処理をすると、象牙質中のアパタイトが溶けます。残りはコラーゲンです。アパタイトが溶けてなくなったのでコラーゲンの間には隙間ができています。その隙間にレジンモノマーが浸透していって、その場で

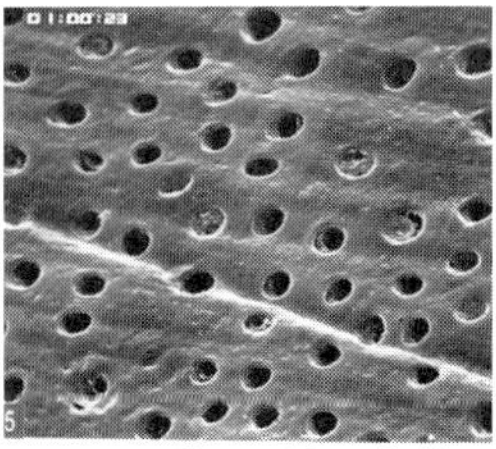

エッチングにより象牙細管が開孔した象牙質表面

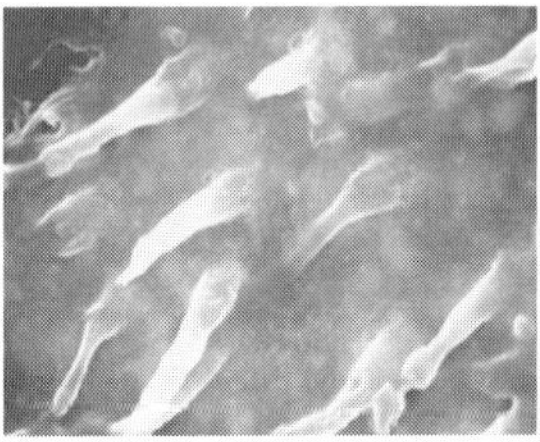

象牙細管にレジンが進入してできたレジンタグ

図2-26　象牙質のレジンタグ

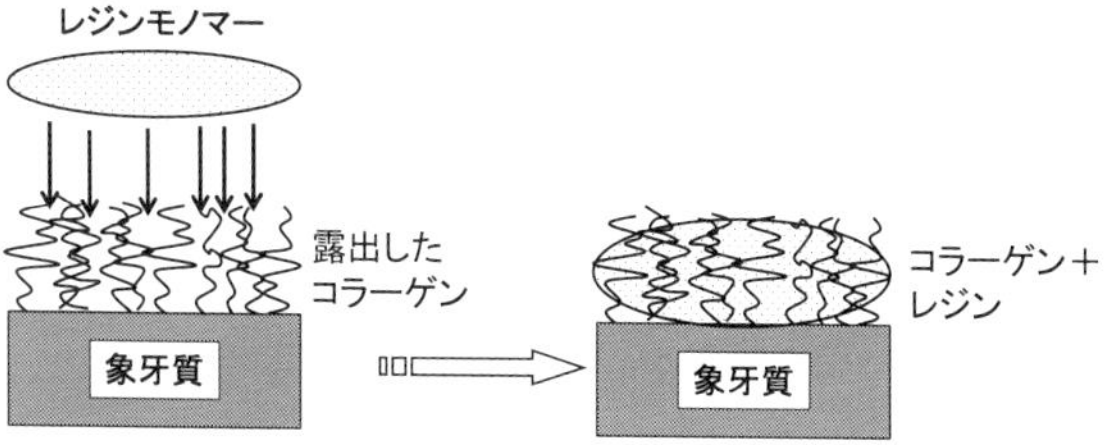

図 2-27　樹脂含浸層

重合硬化すると、コラーゲンと硬化したレジンとが絡み合った混合物ができます。これが〝樹脂含浸層〟です。レジンと象牙質とのハイブリッドになっている訳です。

すなわち、コラーゲンの隙間を作って、そこにレジンモノマーを流し込み、そこで重合硬化させると、〝樹脂含浸層〟ができるという訳です。この隙間をどうやって作るか？どうやってその隙間を維持するか？どうやって隙間に効率よくモノマーを流し込むか？どうやって流し込んだモノマーを重合硬化させるか？こういう事を一つずつ解決しながら、今日の接着システムができあがったのです。

エッチングの後にプライマー処理をするシステムがありました。これはエッチングでできた隙間の構造を維持するためのものです。エッチングした後に水洗、乾燥するとコラーゲンの隙間がつぶれてしまいます。プライマー（デンチンプライマー）はこの隙間を回復させる役割があります。ですから、プライマー処理した後は水洗してはいけないのです。折角回復したコラーゲンの隙間がまた潰れてしまいます。

セルフエッチングプライマーはエッチングとプライミングを同時に行っていますので、コラーゲンの隙間が壊れることなくそのままできています。この場合も当然、水洗はしません。海外の製品でウェットボンドテクニックというのがあります。これは、エッチング後、水洗しても、完全には乾燥させないのでコラーゲンの隙間がつぶれないのです。

では、この隙間に流し込むモノマーはどんなモノマーが良いのでしょうか？ここに流し込むモノマーが接着性モノマーです。

接着性モノマー

義歯床用レジンに使われているMMAや、コンポジットレジンの成分であるBis－GMA、UDMAなどのモノマーは歯にくっつきません。そこで、歯にくっつくモノマー、接着性モノマーが開発されました。MMAやBis－GMAと接着性モノマーは何処が違うのでしょうか？

図2－28にMMAと代表的な接着性モノマーである4－METAの構造式を示します。

またまた、構造式ですが、もうだいぶ慣れたでしょうか？左側の四角で囲んだ部分は、ＭＭＡも４－ＭＥＴＡも一緒で、この部分はラジカル重合する部分ですね。次に、ＭＭＡ、４－ＭＥＴＡともに波線の部分は水を弾く性質、疎水性を持っている部分です。この様に、ＭＭＡも４－ＭＥＴＡも固まる部分（重合性基）、水を弾く部分（疎水性基）を持っています。違うのは、点線丸で囲んだ部分が４－ＭＥＴＡにはありますが、ＭＭＡにはないことです。この丸で囲んだ部分は、水になじむ部分です。点線丸で囲んだ部分はカルボン酸が二個くっついたものですが、カルボン酸（－ＣＯＯＨ）は水になじみやすい性質があります。親水

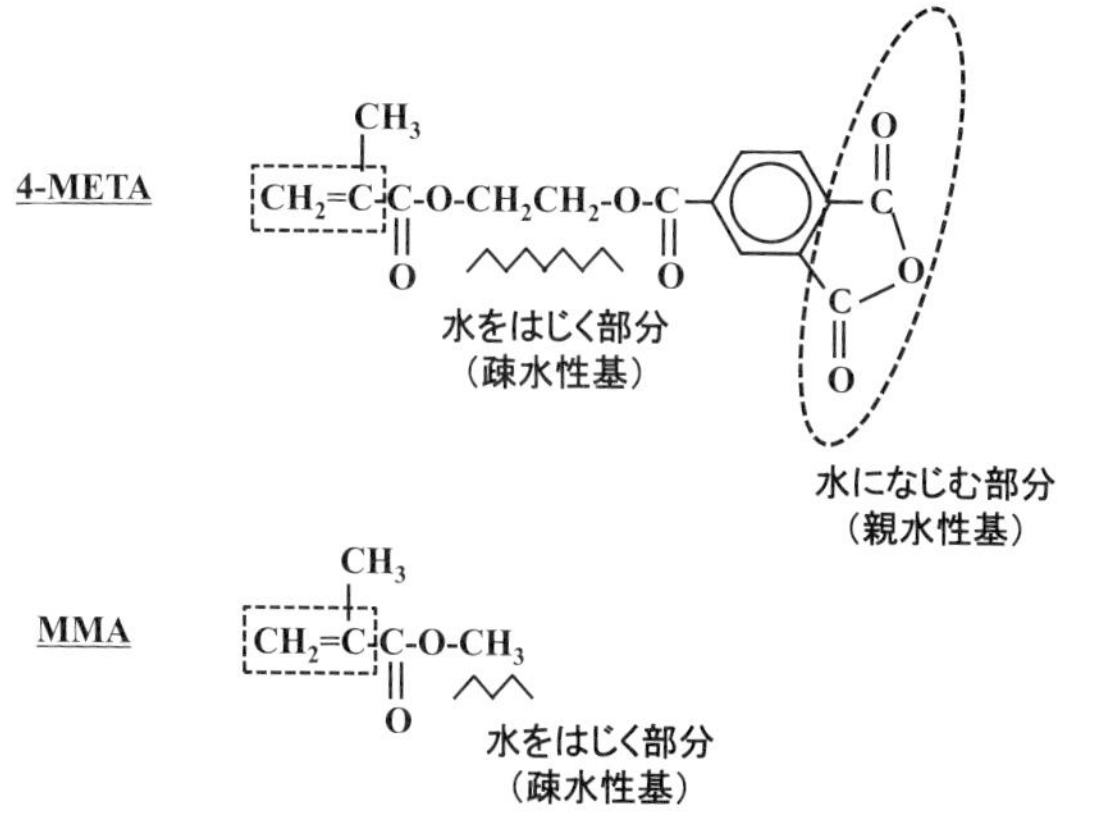

図 2-28　4-META と MMA を比較しよう

性基と言います。この水になじむ部分があるかどうかが接着性モノマーであるかどうかの分かれ道になります。水になじむということは歯になじむということです。すなわち、この部分で歯になじみ、疎水性部で耐水性を示し、重合性基で固まるという訳です。ポリカルボキシレートセメントの液成分のポリカルボン酸にもカルボキシル基（-COOH）がありましたね（Ⅱ章3-2）。ポリカルボキシレートセメントもこのカルボキシル基があるので、歯質とくっつきやすくなっているのでしたね。

4-METAはカルボン酸を持っているのでカルボン酸系接着性モノマーと言われています。カルボン酸系接着性モノマーには他にも幾つかありますが、基本的には二重結合と疎水性部、そして末端に親水性のカルボキシル基がある構造をしています。カルボン酸系接着性モノマー以外に、リン酸エステル系接着性モノマーが使われています。リン酸エステル系接着性モノマーとは、リン酸基（$-PO_4$）を持っているモノマーです。図2-29

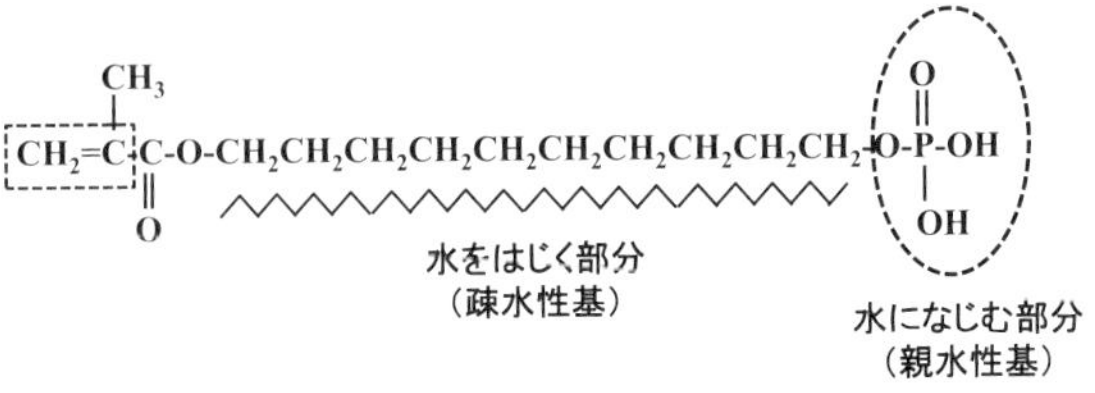

図2-29　MDPも同じです

にリン酸エステル系接着性モノマーの一種であるＭＤＰの構造を示します。４－ＭＥＴＡ同様に、四角で囲んだ重合性基、疎水性の波線部があり、末端に水になじむ親水性のリン酸基があります。このリン酸基で歯とくっつきやすくなっています。この様に接着性モノマーには、二重結合（重合性基）、疎水性基以外に親水性基があるのです。

それでは、Bis－ＧＭＡはどうでしょうか？実はBis－ＧＭＡにも水になじむ性質を持つ水酸基（－OH）があります（Ⅱ章４－１、図16）。ただ、分子の中でその割合が小さく、Bis－ＧＭＡ全体としては疎水性なのです。この様に、モノマーの親水性と疎水性のバランスも大事な要因です。ある程度の割合の親水性基が必要になってくるのです。ではどの程度の親水性基が必要なのか？色々研究されていますが、未だ明確な答えはありません。一度研究してみませんか？

接着性モノマーもその他の要因として、モノマーの分子量が考えられます。分子量は分子の重さと考えて下さい（Ⅰ章４－１）。それぞれのモノマーの炭素の数、水素の数、酸素の数を計算します。炭素を12、水素を1、酸素を16として計算すると、接着性モノマーである４－ＭＥＴＡでは分子量が２９４、ＭＤＰでは３２２となります。Bis－ＧＭＡでは５１２、ＵＤＭＡでは４７０といずれも分子量はかなり大きくなります。体重の大きな象は動きが遅いですが、体重の小さなネズミは動きが早いですよね。モノマーも一緒なのです。分子量が大きければ大きいほど、モノマーは動きにくくなります。すなわち、コラーゲンの隙間に入り込みにくくなるのです。分子量が小さい方がコラーゲンの隙間に入り込みやすく、有利なのです。

セルフエッチングプライマー

接着性モノマーはそのほとんどがカルボン酸（-COOH）かリン酸基（$-PO_4$）、またはそれらに類似した構造を持っています。前述した様に、水になじむ部分です。これらはすべて酸性です。従って、接着性モノマーはほとんどが酸性を示します。そこで、この接着性モノマーで歯のアパタイトを溶かし、すなわち、エッチングをさせ、かつ、接着性も維持させようとして考案されたのがセルフエッチングプライマーです。前述しましたが、このセルフエッチングプライマーシステムは日本で開発されたシステムです。

エッチングとはアパタイトを溶かすことですから、そのためには水が必要です。ですから、セルフエッチングプライマーには水が入っています。ただ、水だけですと、ほとんどの接着性モノマーは溶けません。接着性モノマーを溶かすために、親水性モノマーと言って水に溶けるモノマーが使われています。代表的な親水性モノマーとして、2－ヒドロキシエチルメタクリレート（HEMA）が多用されています。すなわち、セルフエッチングプライマーは、接着性モノマーが親水性モノマーに溶け、接着性モノマーが溶けている親水性モノマーが水に溶けている訳です。メーカーによっては、水だけではなく、エタノールやアセトンを使用している場合もあります。

このセルフエッチングプライマーをさらに発展させて、エッチング＋プライミング＋ボンディングの機能を持たせたセルフエッチングアドヒーシブ、いわゆるワンステップシステムが開発されました。セルフエッチングプライマーに重合開始剤を加えて、重合硬化させるようにしたものです。臨床的には操作が簡略化でき、喜ばしい事でありますが、象牙質に対する接着強さがセルフエッチングプライマーを用いるシステムと比べて低くなるという報告もあるようです。個人的には、日本の研究者やメーカーの技術力を考えますと、この問題もそんなに時間がかからずに克服されるのではないかと、勝手に期待しています。

(3)　レジンと金属との接着

レジンを金属に接着させる場合、まず、金属を非貴金属合金と貴金属合金とに分ける必要があります。後で詳しく述べますが（Ⅱ章7－1）、非貴金属合金はその表面に酸化被膜が存在しています。不動態被膜と呼ばれるものです。4－META やMDPなどの接着性モノマーの親水性基は、この酸化被膜と反応して接着することができます（図2－30）。非貴金属合金をサンドブラスト処理すると、表面が粗造になるだけで無く、酸化被膜もより多く生成します。したがって、非貴金属合金にレジンを接着させる場合、サンドブラスト処理した方が有利になります。

それに対して、貴金属合金の場合、表面には酸化被膜はできません。酸化されないから貴金属なのですよね。サンドブラスト処理は表面を粗造にしますが、金属表面とは反応しないので、サンドブラスト処理だけでは不十分です。今までに、加

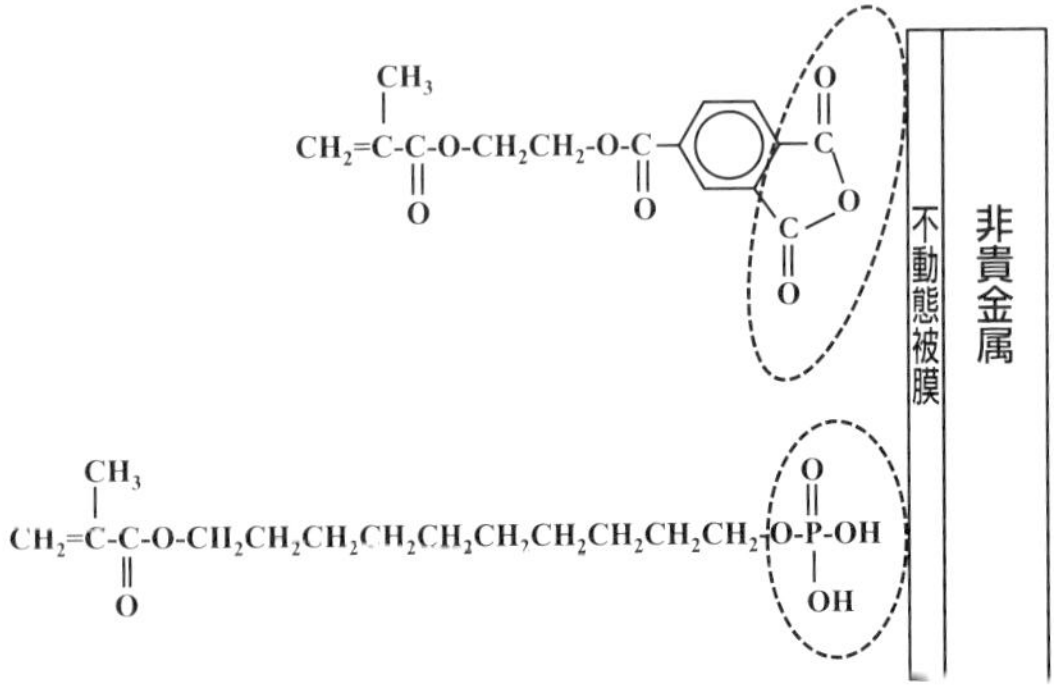

図2-30　非貴金属合金への接着

熱処理して酸化被膜を強制的に生成させる方法や、スズメッキをしてスズの酸化被膜にレジンをくっつける方法などが行われてきましたが、現在は各種のメタルプライマーが使用されています。

メタルプライマーは、金属表面に塗布するだけで効果がでます。メタルプライマーに使われているモノマーは全てイオウ原子（S）を含んでいます。イオウは金などの貴金属とくっつく性質があります。図2－31に模式図を示しましたが、メタルプライマーのモノマーのイオウ原子が貴金属合金表面とくっつくのです。また、反対側には例の四角で囲んだ部分があります。そうです。重合する部分です。この部分がさらにレジンの重合性基と一緒になって、固まるのです。こうして、メタルプライマー処理によって、レジンが貴金属合金

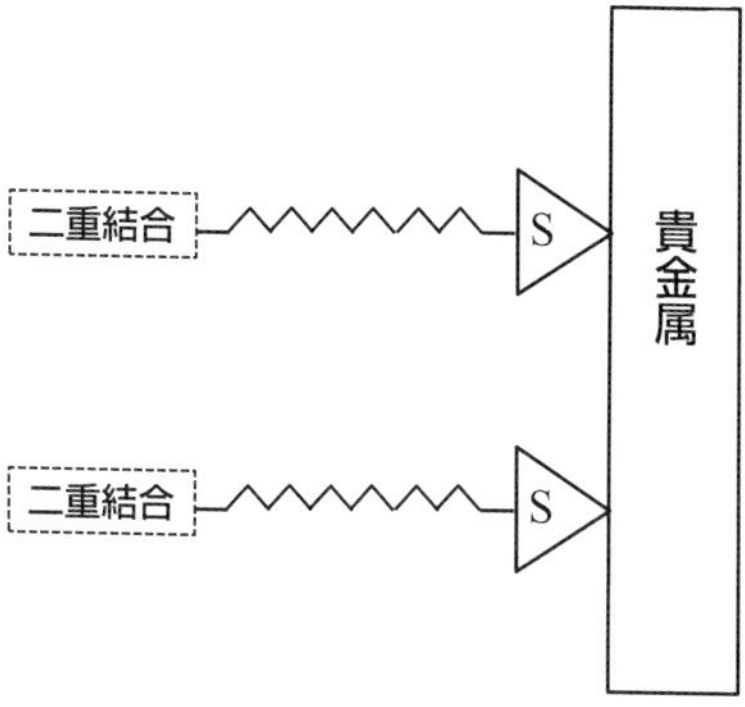

図2-31　貴金属合金への接着

に接着するようになるのです。

実は、イオウが金などの貴金属とくっつくことは昔から知られていました。歯科でも例えばポリサルファイド印象材が貴金属にくっつくことは経験していました。イオウを使えば貴金属とくっつく。しかしながら、なかなか実用化されませんでした。それは、イオウには、レジンの重合を邪魔する性質があるからです。そのために、イオウを含むモノマーはなかなか実用化されませんでした。各メーカーで工夫を重ね、イオウのついたモノマーでも、レジンの重合が邪魔されないようになりました。メタルプライマーと接着材とでメーカーの組み合わせが異なると、重合反応に影響して接着が上手くいかないこともあります。基本的にはメタルプライマーと接着材は、各メーカーで指示している組み合わせで使用した方が良いですね。

(4) レジンと陶材との接着

レジンと陶材（ポーセレン）とを接着させるためには、陶材をシランカップリング剤で処理することが必要です。このシランカップリング剤はコンポジットレジンのシリカフィラーがレジンとくっつくようにシリカフィラーの表面処理に用いたものと同じです（Ⅱ章

4－1）。陶材の主成分はシリカですから、同じ原理でレジンと陶材をくっつけます（図2－21）。すなわち、陶材表面（シリカ表面）を変えてレジンとなじむように変えているのです。

シランカップリング剤と陶材との反応は熱をかけると促進されます。例えば、口腔外で使用する場合であれば、シランカップリング剤を塗布した陶材を電気炉などに入れて温めるとシランカップリング剤と陶材との反応が促進されて、レジンが良くつくようになります。また、口腔内では小さい温風器（ドライヤー）などを用いて加熱する方法も有効でしょう。

そうは言っても、口腔内でドライヤーを使用するのは大変です。もう一つの方法として酸触媒を用いる手法があります。酸触媒によってシランカップリング剤と陶材との反応が促進されます。現在臨床で使用されているシランカップリング剤にはボンディング材と混合するものなど、二液または三液混合型となっているシステムがあります。ボンディング材に含まれている接着性モノマーは酸性です。接着性モノマーの酸触媒効果によってシランカップリング剤と陶材との反応が促進されることになるのです。

(5) フロアブルレジン

フロアブルレジンという流れの良いレジンがあります。シリンジから直接修復部位に填入でき、歯頸部う蝕や楔状欠損などの修復に主に使われています。比較的簡便に使用できることから、臨床での使用頻度は増えているようです。近年は比較的大きな窩洞での裏層や臼歯部咬合面への充填にも用いられています。

フロアブルレジンは、無機質フィラーとマトリックスレジンからできています。組成はコンポジットレジンと一緒です。流れをよくするために、フィラー含有量を少なくしたり、流れの良いモノマーを使ったりしています。流れの悪いBis－GMAはあまり使われていません。近年は流動性の異なる幾つかのタイプのフロアブルレジンが市販されています。症例に応じて使い分けるように指示がされています。

フロアブルレジンはフィラー含有量が少ない、つまり、レジンの配合率が充填用コンポジットレジンよりも多いので、強度、耐摩耗性は低く、重合収縮率や吸水性は大きくなる傾向にあります。そのために、小さな修復部位の使用に限定されます。フィラーの組成を変えて耐摩耗性を向上させた製品もありますが、充填用コンポジットレジンの代わりにはなりませんので、注意して下さい。

(6) 硬質レジン

硬質レジンはレジン前装冠に主に使われています。レジンジャケット冠に使われる場合もありますが、最近はあまり使われないようです。硬質レジンは人工歯としても使われています。人工歯の場合、義歯床用レジンと結合させるために基底面は床用レジンと同じ組成のＰＭＭＡが使われています（Ⅱ章６－１）。

硬質レジンの成分は、無機質フィラーとマトリックスレジンです。また、それぞれの割合も充填用コンポジットレジンと同じです。そうなのです。硬質レジンは材料学的には充填用コンポジットレジンとほとんど同じものなのです。使われ方が違うのです。従って、理工学的には、硬質レジンという呼び方は正しくなく、歯冠用コンポジットレジンとかと前装用コンポジットレジンと言った方が正確だと思います。本書では、従来からの呼び方に従って硬質レジンとしましょう。ちなみに、硬質レジンという呼び方は日本だけです。英語ではクラウン＆ブリッジレジンと呼んでいます。

以前は、液がＭＭＡ、粉がＰＭＭＡからなるいわゆる即時重合レジンと同様のレジンを用いてレジン前装冠を作製していました。即時重合レジンを筆積みで盛り上げて前装冠を作っていたのですが、現在では、粉液タイプの製品は使用されなくなりました。

硬質レジン前装冠では金属フレームの接着が大切です。金属フレームにリテンションビーズを付与するのはレジンの機械的な維持力を高めるためです。最近は前述のメタルプライマーが使われています。メタルプライマー処理によって金属、特に貴金属フレームへの接着性は上がりますが、この接着だけに頼るのは危険です。リテンションビーズの付与は不可欠ですから、くれぐれもリテンションビーズの付与を怠らないで下さい。

硬質レジンと即時重合や床用レジンはレジン同士ですから馴染みやすいはずです。しかしながら、硬質レジンを固めてしまうと、即時重合レジンや床用レジンにはくっつきにくくなります。ですから硬質レジン人工歯の基定面は硬質レジンではなくPMMAになっています。どうして固まった硬質レジンに即時重合レジンや床用レジンはくっつかないのでしょうか?

硬質レジンのモノマーはBis－GMAのように二官能性モノマーです。これらが固まると橋架け構造をしたポリマーになります（Ⅱ章4－1、図2－18、図2－19）。橋架け構造のポリマーは丈夫になると同時に、吸水性なども減少します。橋架け高分子では、高分子同士が絡み合っているので、隙間が少なく、水分子が入りにくいのです。硬質レジンででてきた人工歯を床用レジンにくっつけようと思っても、床用レジンのモノマー（MMA）が絡まった橋架け構造のポリマーの隙間に入りにくいのです。モノマー（MMA）が隙間に入ってくれれば床用レジンとくっつきますが、隙間に入らないので床用レジンとはくっつかないのです。

硬質レジン前装冠が破折した時も、ただボンディング材を塗って修理しようとしても上手くいきません。同じ理由です。ボンディング材のモノマーが硬質レジン前装冠を作っている橋架け構造のポリマーの隙間に入り込まないのです。ではどうしたら修理できるでしょうか？硬質レジンの成分は無機質フィラーとマトリックスレジンです。半分以上は無機質フィラーです。マトリックスレジンに入り込まないのなら、無機質フィラーを攻めましょう。と言う訳で、この無機質フィラーにくっつければ良いのです。どうすれば無機質フィラーにくっつけられるか？無機質フィラーにレジンをくっつけるのですから、シランカップリング剤を用いるのですね。シランカップリング剤で破折面を処理して、ボンディング材を塗布すれば、無機質フィラーにレジンがくっついて修理ができるのです。

充填用コンポジットレジン、支台築造用コンポジットレジン、フロアブルレジン、硬質レジン、レジンセメント（ペーストタイプ）、それに後述のハイブリッドセラミックス、シーラントはすべて仲間です。兄弟と言っても良いかも知れません。それほど成分は似ています。これらの材料の基本組成は、フィラーとマトリックスレジンです（図2－14）。ハイブリッドセラミックスは、実はセラミックスではありません。コンポジットレジンなのです（Ⅱ章5－4）。これらのレジン材料では、フィラーの配合率や形状、モノマーの種類などが違っているだけです。例えば、レジンセメントは接着性モノマーを含んでいます。一度こういう分類をすると材料の特性が理解しやすくなると思いますが、どうでしょうか？

(7) 即時重合レジン　テック

即時重合レジンは、テンポラリークラウン（テック）やプロビジョナルレストレーション、義歯床の修理など、日常臨床で多用されています。常温重合レジンとも言われています。筆積み法、混和法、混和注入法（シリコーンコア法）などの操作法があり、さらに、同一メーカーでも硬化時間や物性などの異なる製品があり、用途に応じて使い分けられています。近年は、短期間装着するテックだけでなく、比較的長期間装着するプロビジョナルレストレーションとしての用途が増えているようです。

即時重合レジンは粉と液で出来ています。粉はほとんどがＰＭＭＡ、液はＭＭＡです。

重合開始剤として粉にＢＰＯ、液に三級アミンを用いています。すなわち、後述する常温重合型義歯床用レジンと同じ組成なのです（Ⅱ章６－１）。常温重合型義歯床用レジンと違うのは、筆積み操作ができるように粉末の大きさや組成などを工夫している点です。三級アミンは硬化したレジンが変色する原因になる事があります。製品によっては三級アミンを使わずに、特殊な重合開始剤を使っている製品もあります。顔料が粉成分に配合されていますが、顔料とＰＭＭＡ粉末を一体化させて、顔料がＰＭＭＡ粉末と均一に混ざるように工夫されている製品もあります。

筆積み法で歯冠部の形態を作製する場合、最初は流動性がある程度あり、築盛している時にはタレのない状態にできる賦形性が大切です。この時に要求される性質が、石膏の項でも触れましたが、チクソトロピー（チキソトロピー）です（Ⅱ章２－４）。すなわち、振動がある時は流れがありますが、振動が無い状態で静置しておけばそのまま形を保つ性質です。パンフレットなどにチクソトロピー（チキソトロピー）性が高いとか、チクソトロピー（チキソトロピー）性に優れているとよく書かれています。これは、筆積みでレジンを盛りやすい、築盛しやすいという意味です。

5　歯冠用セラミックス

セラミックスとは焼き物の事です。茶碗や花瓶などの陶磁器ですね。歯科用セラミックス材料の代表は陶材（ポーセレン）です。一方、骨補填材に使われているアパタイトやアルミナなどもセラミックスです（Ⅱ章8－3）。この項では、陶材やその他の歯冠用セラミックスについて解説していきたいと思います。

歯科用陶材の最大の利点は何と言ってもその審美性です。レジン系材料もかなり改良されてきましたが、天然歯と同様の色調や透明感をレジン系材料で陶材のように実現することはまだまだ困難です。その一方で陶材は無機材料ですから、脆性があります。つまり、脆い材料ですから口腔内での使用には力学的な配慮が必要になってきます。これが陶材を用いた修復の困難な点です。近年は、この脆さを解消したジルコニアが開発され注目を集めています。ジルコニアはこれから臨床での適応が増えていくことが期待されています。まず、陶材について述べましょう。

(1)　陶材

歯科用陶材は大別すると、全部陶材冠用陶材と金属焼付用陶材とに分けられます。臨床的には圧倒的に金属焼付用陶材が主流です。全部陶材冠用陶材には長石質陶材とアルミナ陶材が用いられています。

長石質陶材とアルミナ陶材

陶材の基本組成は、長石、石英、陶土（カオリン）です。主成分は長石です。長石は、最も多く存在する鉱物で、ほとんどの岩石に含まれています。長石が最も多く含まれているのは、多分昔理科で習った記憶のある花崗岩です。花崗岩は石の材料としては、御影石と言われています。石英は、コンポジットレジンのフィラーや埋没材の成分として歯科材料に広く使われています。陶土は粘土の仲間です。粘土ですから形を作れます。陶材を盛り上げることができるのですね。

この基本組成でできた陶材を長石質陶材と言います。長石質陶材は硬いでのすが、かなり脆く、壊れやすいので、単独で使う事はできません。長石質陶材にアルミナを添加すると強度が高くなります。普通の長石質陶材にはアルミナは20％程度しか入っていませんが、これを50％程度まで、すなわち、陶材成分の半分程度までアルミナを配合した陶材をアルミナ陶材と言い、全部陶材冠のコアとして用いています。そのため、コア用陶材とも言われています。アルミナを配合すると強度は増すのですが、透明性が悪くなります。従って、コア用陶材をデンチンやエナメルとして使う事はできないのです。

金属焼付陶材用陶材

金属焼付用陶材の基本組成も長石、石英、陶土です。では、全部陶材冠用陶材と何が違うのでしょうか?陶材焼付鋳造冠で一番問題になるのは、陶材と金属との密着性です。金属フレームの上で陶材を盛り上げて焼成しますので、まず、陶材が金属に馴染みやすい事が必要です。そして、盛り上げて焼成した後は、冷やします。この時、陶材と金属で熱膨張係数が違うと、すなわち、縮みかたが違うと陶材が金属から剥がれてしまいます。全部陶材冠陶材の熱膨張係数は、金属の半分程度です。金属の方が縮み方は大きいので、全部陶材冠陶材を使うと陶材が金属から剥がれてしまって、陶材焼付鋳造冠を作ることはできないのです。

金属とのぬれを良くして馴染みやすくするために、金属焼付用陶材には酸化スズ（SnO2）や酸化イットリウム（In_2O_3）が配合されています。陶材焼付用金合金にはスズやイットリウムが添加されています（Ⅱ章7－4）。陶材を盛り上げて加熱すると金属の中のスズ、イットリウムが酸化されて酸化スズ、酸化イットリウムになります。この金属の中の酸化スズ、酸化イットリウムが金属焼付用陶材の酸化スズ、酸化イットリウムとくっつく事によって、陶材と金属とがくっつきます。

次に、熱膨張係数を大きくする必要があります。そのために焼成時に熱膨張係数の大きな結晶を析出させています。これはリューサイト結晶と呼ばれています。リューサイト結晶は結晶構造が変化する時に体積が膨張する性質があります。リューサイト結晶が析出する事によって、金属焼付用陶材では熱膨張係数が焼付用金属材料とほぼ等しくなっています。このリューサイト結晶は日本で発見された技術です。日本オリジナルは結構あるのですよ。

(2) ジルコニア

ジルコニア（ZrO_2）は金属であるジルコニウム（Zr）と酸素との化合物で、セラミックス、すなわち無機材料です。ジルコニアとジルコニウムを混同している人もいます。くどいですが、ジルコニアは無機材料、ジルコニウムは金属です。間違えないようにしましょう。〝ア〟で終わるのが無機材料、〝ウム〟で終わるのが金属でしたね（Ⅰ章2－3）。

ジルコニアの特徴は、強度が非常に高く、耐摩耗性にも優れているという点です。整形外科領域でも、人工股関節の骨頭としてはアルミナが従来から用いられていましたが、最近はジルコニアが用いられるようになってきています。

　ジルコニアには三つの結晶構造があります（図２－32）。結晶構造のことを相と言います。それぞれ、単斜晶、正方昌、立方晶と名前がついています。単斜晶は結晶構造が斜めに傾いています。正方昌は直方体の形をしています。立方晶は立方体ですね。温度でこれらの形が変わるのです。焼結後に冷却すると相転移と言って立方昌から正方昌に、正方晶から単斜晶に形が変わります。形が変わる時、体積収縮や膨張が起こります。正方昌から単斜昌に変わる時には、4.6％の体積膨張が起こり、亀裂が生じて壊れやすくなってしまいます。このままでは使えません。そこで、このジルコニアに酸化カルシウム（CaO）や酸化マグネシウム、酸化イットリウム（Y_2O_3）

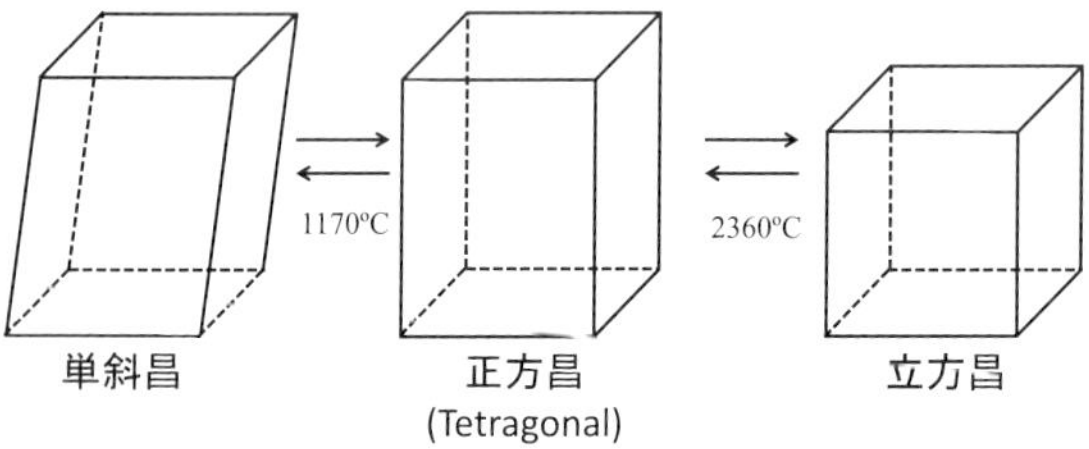

図 2-32　ジルコニアの結晶構造の変化

などを5～10％程度添加します。そうすると、立方晶のままで構造が安定化します。冷却しても、相転位しないで立方晶のままです。これは安定化ジルコニアと言われ、これで冷却しても亀裂は生じなくなりましたが、安定化ジルコニアは強度が低く口腔内での実用化には不向きなのです。

そこで、酸化イットリウムなどの配合量を下げて、立方晶だけでなく、単斜晶や正方晶が混ざった構造にして、ちょっとだけ安定化した部分安定化ジルコニアが開発されました。この部分安定化ジルコニアは機械的強度が安定化ジルコニアよりもはるかに高いのです。特に、酸化イットリウムを3％添加した部分安定化ジルコニアは、普通の状態ではほぼすべてが正方晶の構造をしています。正方晶ジルコニア多結晶体（Y－TZP、Tetragonal zirconia polycrystal）と言われています。歯科材料として使われているジルコニアは、ほとんどがこのY－TZPです。

部分安定化ジルコニアは力をかけると結晶構造が変わります。力をかけて亀裂が発生すると、正方晶から単斜晶に結晶構造が変わります。正方晶から単斜晶に変わると先ほど述べたように体積が膨張します。今度は、力をかけているので正方晶の部分安定化ジルコニアに亀裂がまずできます。亀裂ができた個所が単斜晶に形が変わって、亀裂の部分の体積が増えますので、亀裂を埋めることができます。亀裂が一旦できても、進展することがないのです（図２－33）。陶材の様な脆性材料では、亀裂ができるとそれが一気に進展して、材料が破壊します。部分安定化ジルコニアは亀裂の進展を抑えることができるので、無機材料なのに脆性材料に見られる材料の破壊が起こらないのです。脆い性質がなくなって壊れにくくなったのです。力をかけた時に一部の結晶構造が変わることを、難しい言葉で応力誘起相変態と言います。すなわち、応力、力によって相変態、結晶構造が変わるという意味です。この様な仕組みで部分安定化ジルコニアは強度が高く、靭性も高くなっているのです。硬さも向上しています。一方では、硬いので研磨や切削がしにくく、ＣＡＤ／ＣＡＭ用のブロックでは完全に焼結していない半焼結体を使っています。

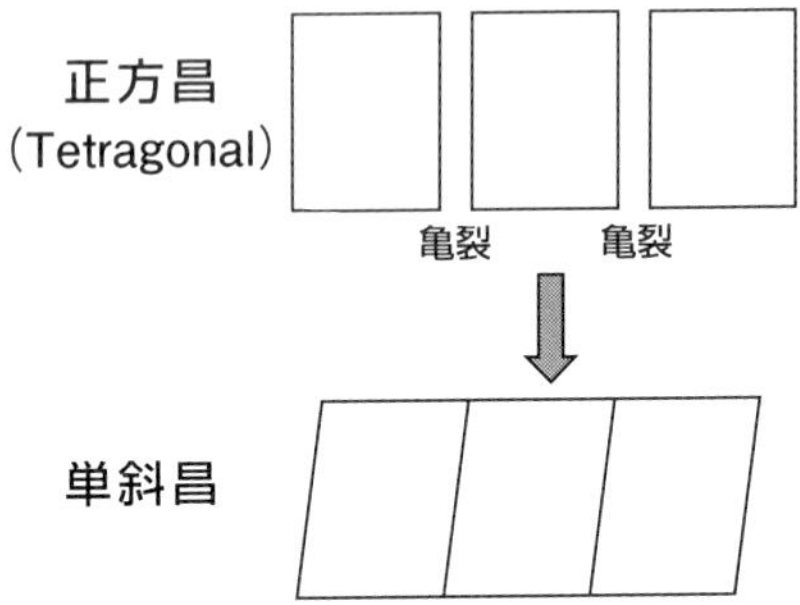

図 2-33　ジルコニアは亀裂の進展を止められます

部分安定化ジルコニアであるY－TZPの問題点として、水中で強度が低下する事が指摘されています。熱水中では強度の低下はより加速されますが、37℃の水中でも強度が低下するので低温劣化と言われています。これに対しては、Y－TZPの強度は元々高く、低温劣化の割合が小さいので臨床的には問題とならないだろうという意見もあります。一方、低温劣化を防ぐ材料も開発されています。水熱特性に優れたセリアを安定化材として用いたセリア系ジルコニア粒子とアルミナ粒子の複合体からなる部分安定化ジルコニアが製品化されています。今後、歯科臨床にも適用されるでしょう。

部分安定化ジルコニアの光透過性を向上させた高透光性の製品も開発され、臨床で使用され始めています。部分安定化ジルコニアを利用したオールセラミックスレストレーションには今後ますます期待が高まっています。さらなる開発とそれを支える臨床でのエビデンスが必要とされています。

(3)　加圧成型セラミックス

加圧成型セラミックスはプレッシャブルセラミックスとも言われています。国産品はまだなく海外からの輸入品です。セラミックスを加熱して流動性のある状態にしてから、鋳型の中に加圧注入して、クラウンなどの補綴物を作製する方法です。

セラミックスを金属と同じ様に鋳造できれば成形性が向上するだろうとの発想の基、鋳造可能なキャスタブルセラミックスが開発され、臨床で使われていた時期がありました。しかしながら、鋳造後の結晶化処理が面倒な操作であり、また、機械的強度も不十分なために今ではほとんど姿を見かけなくなりました。現在は、ほとんどがプレシャブルセラミックスに移行しています。

一九九〇年にリヒテンシュタインのメーカーが発売を始めました。その後、幾つかの改良を重ね、現在は二ケイ酸リチウムを用いて強度をかなり向上させた製品が開発されています。この製品では、リューサイト結晶を析出しないでも高い強度が得られています。

(4) ハイブリッドセラミックス

ハイブリッドセラミックスという材料があります。クラウンやインレーに使われています。これは何なのでしょうか?セラミックスと言っていますが、光照射して固めます。加熱処理をすることもあります。容器も見た目も明らかにコンポジットレジンです。そうなのです!セラミクッスと言っていますが、本当はコンポジットレジンなのです。無機質フィラーをマトリックスレジンと混ぜています。まさしくコンポジットレジンなのです(ちょっとくどいですね)。ハイブリッドレジンと言われる場合もあります。同じものです。無機質フィラー含有量が充填用のコンポジットレジンより多いのが特徴です。製品によっては重量で90％以上含んでいる物もあります。無機フィラー含有量が多いので、どちらかと言うとレジンよりもセラミックスに近い材料というイメージでハイブリッドセラミックスと名付けられたようです。

基本的にはコンポジットレジンですから、臨床での使用に際してはコンポジットレジンと同じ注意が必要になってきます。例えば、耐久性や変色、着色、摩耗などです。くれぐれもセラミックスではないので、気をつけて下さい。またまた、くどいですが。

6　義歯床用レジン

歯科用レジン系材料としてアクリルレジンの歴史は古く、義歯床用レジンとして現在でも最も多く使用されています。一九五〇年代には国産の製品も市販されていました。アクリルレジンとは、主にメチルメタクリレート（ＭＭＡ）などのメタクリル酸化合物やアクリル酸化合物をモノマーとする高分子材料の総称ですが、歯科材料としてはメチルメタクリレート（MMA）を重合させたポリメチルメタクリレート（PMMA）のことを指します（I章4－1）。アクリリックレジンとか、メタクリレートレジンなどとも言われていますが、すべて同じものです。

アクリルレジンの特徴は、透明性が高いこと、衝撃に強いことです。メガネのプラスチックレンズやルーペとして使われていますし、以前はハードコンタクトレンズとして使われていました。ただ、ハードコンタクトレンズとしては、酸素透過性が悪いので、今はほとんど使われていないそうです。ショーケースのプラスチックカバーや水族館の大型水槽のプラスチックカバーなどもアクリルレジンです。また、夜の巷で怪しく輝くネオンサインのカバーもアクリルレジンです。他にもプラスチックの定規やアクリルでできた雑貨など、アクリルレジンは我々の周りにあふれています。義歯床用レジンに使われているアクリルレジンもこれらのアクリルレジンと同じものです。

MMAは水のような液体です。これをそのままフラスコに填入しても水のようですからプレスで圧力をかけても、液体が流れ出てしまいます。フラスコの中で重合させて義歯床用のような形に成型することは非常に困難です。そこで、一旦固めたPMMAを粉としてモノマーのMMAと混ぜて固める粉液重合法が開発されました。これだとフラスコに填入でき、圧力もかけられます。この方法は歯科独特の重合方法なのです。

(1)　組成と硬化機構

義歯床用レジンは重合方式で二通りに分かれます。加熱重合型と常温重合型（流し込み）です。加熱重合型床用レジンと常温重合型床用レジンの組成を表２－４に示します。ほとんど同じです。違うのは、液に第三アミンが入っているかどうかです。第三アミンがあるから、常温重合ができるのです（Ⅰ章４－３）。

硬化反応はラジカル重合です。歯科用レジン系材料は全てがラジカル重合で硬化します。前述しましたが、ＢＰＯは60℃以上で分解してラジカルを作ります。このラジカルによってモノマーが活性化されて重合硬化します。まず、60～70℃の温水中で重合させ、その後、100℃の熱水中でさらに重合反応を行います。最初の重合を予備重合、後の重合を後重合などと言う事がありますが、実際には、最初の重合の段階でかなりの割合で重合反応は進行しています。どうして、

表 2-4　加熱重合型床用レジンと常温重合型床用レジンの組成

	加熱重合型	常温重合型
液	MMA	MMA 第３アミン
粉	PMMA BPO	PMMA BPO

二段階で行うのでしょうか？

ＢＰＯが60℃で分解して、ラジカルが出来て重合反応が始まると、重合熱が出ます。トレーレジンを練った後、手で持っていると熱いですよね。あれが重合熱です。もし、ＢＰＯを100℃で分解すると、すなわち、いきなり100℃にフラスコを投入すると、フラスコ内のＭＭＡは外からの熱と内部からの重合熱で100℃以上になります。ＭＭＡは沸点が100℃です。100℃以上になるということは、ＭＭＡが沸騰するということになります。沸騰すると泡がでます。その泡は気泡となって固まってレジンに残ります。気泡が残ると、審美性、物性などに影響します。ですから、気泡ができないようにするために、つまりＭＭＡが沸騰しないようにするために、まず、60～70℃の温水中で重合させるのです。従って、二段階目での100℃での重合では、ＭＭＡを重合させるというよりは、ある程度重合したＭＭＡの重合度をさらに上げることをしているのです。重合度は機械的物性と比例します。重合度が高くなると、機械的物性も向上します。100℃の重合で床用レジンの機械的物性をしっかりと向上させましょう。

常温重合型床用レジンでは、粉と液を混ぜると重合反応が始まります。ＢＰＯが第三アミンによって分解してラジカルができるのですね（Ｉ章４－３）。混ぜるだけでもラジカルはできますが、ラジカルを作りやすくするために50℃程度の熱をかけることもあります。モノマー液にBPOを添加すると、液を長時間放置した場合や、液を日の当たる所において暖かくなった場合などに、BPOが分解してラジカルができてしまう事もあります。ですから、モノマー液にはBPOは含まれていないのです。モノマー液の瓶が褐色なのも日光が当たらないようにしているためです。

MMAが重合反応して固まるとPMMAになりますが、これは線状高分子です。実際の床用レジンには数%の架橋性モノマーが添加されていて、一部では架橋構造となりますが、コンポジットレジンに比較すると架橋の割合はかなり低く、実質的には線状高分子としての性質を示します。コンポジットレジンよりも機械的物性は低く、吸水もしやすいのです。

(2) 粉液重合法

義歯床用レジンの重合は粉液重合法です。先にも述べましたが、これはかなり特殊な方法です。この特殊な方法によって義歯床は今のように精度良く製作することができるようになったのです。

高分子材料を作る時は、モノマーをある溶液に溶かしてから固める溶液重合法が一般的です。その他、モノマーのまま固める方法もあります。コンポジットレジンはモノマーのまま固めています。義歯床用レジンの場合、ＭＭＡが水のような液体なので、そのままではフラスコに填入できません。また、ＭＭＡだけを固めると、約21％と体積で収縮します。重合収縮です。たとえ、液体のＭＭＡをそのままフラスコの中で固めたとしても21％も体積が収縮してしまうのでは、とても使い物になりません。全体の１／５が収縮しているわけですから、いくら調整しても適合しません。それならブロックから削りだして作ったほうが早いことになります。

粉と液とを混ぜてペースト状にすることでフラスコに填入できます。操作性が飛躍的にあがったわけですね。また、粉はすでに固まったものですから、ラジカル重合で固まる部分は液の部分だけです。全体として、重合収縮を抑えることができます。加熱重合型では、粉と液の割合は大体２：１ですから、液は全体の約１／３です。重合収縮率は21／３＝７％となります。これは体積ですから、適合性に影響する高さ方向の収縮、線収縮を計算すると体積収縮の約１／３の約2.3％となります。これでも義歯の適合を考えると大きな数値です。実際にはフラスコの加圧などによって重合収縮は抑えられ、加熱重合型で0.3～0.5％程度となっています。何とか許容範囲でしょうか。

餅状

加熱重合型床用レジンの場合、粉液混合物をフラスコに填入するのは、混合物が餅状になる時です。何故でしょうか？もっとも最近は、家で餅をつくことも少なくなり、〝餅〟状と言ってもあまりぴんと来ないかもしれません。〝餅〟と言うとスーパーでパックに詰めて売っているものを想像するのが一般的でしょうか？ここで言う餅状とは、もちろんスーパーで売っている状態ではありませんよ。念のため。お餅をつきたての状態を見たことがありますか？ふっくらとして、手でこねて形を作れる状態です。粉と液を混ぜるとあのつきたての餅のような状態になります。それが餅状です。

ちなみに餅は英語で rice cake、お米でできたケーキです。もち状レジンは rice cake resin とは、実はなりません。ドウレジン（dough resin）と言います。ドウとはパン生地の意味です。手でこねてパンの形にするあの元の生地です。日本語でも英語でもどちらも食べ物に例えていますね。

粉と液を混ぜると、どういうことが起こるでしょうか？くどいですが、粉の成分はPMMAです。液はMMAです。液が固まった物が粉です。つまり液と粉は組成が似ているのです。ですから、なじみやすいのです。そして、液は粉を一部溶かすことができます。重合硬化したコンポジットレジンをモノマー液で溶かすことはできません。硬化したコンポジットレジンは架橋構造をしていて、隙間が少ないから、モノマーが侵入できなかったですね（Ⅱ章4-6）。モノマーが侵入できないので、コンポジットレジンを溶かすことができないのです。義歯床用レジンの粉成分であるPMMAは線状高分子です。線状高分子は架橋構造のコンポジットレジンに比べると、MMAやアセトンなどに溶けやすいのです。

粉液混合物は、粉が液に溶けますが、粉の表面だけが溶けます。溶けた粉の表面はぶよぶよして膨らんだ様な形になります。膨潤と言われます。一部溶解もしているので、液による粉の膨潤溶解と言われています。このもち状の時が一番填入しやすいのです。これより早いとまだべたべたしていますし、もち状を過ぎると固くなって填入ができなくなってしまいます。もち状態で填入すると気泡もできにくくなります。もち状を過ぎると固くなりますが、これは重合硬化しているからではありません。粉液混合物はあくまで液が粉の表面を一部とかしている現象です。もち状を重合反応が始まっていると勘違いするかもしれませんが、この段階ではまだラジカルはできていませんから、重合反応は始まっていませんので注意してください。

(3) 加熱重合型と常温重合型の比較

加熱重合型床用レジンと常温重合型床用レジンの比較をまとめて表2－5に示しました。常温重合型はフラスコに流しこむので、液量、すなわちモノマー量が加熱重合型よりも多くなります。ラジカルの生成と重合反応も、加熱重合型の方が効率良く進みます。その結果、重合硬化の割合が加熱重合型の方が高いので、機械的物性も高くなり、耐変色性も加熱重合型の方が良好です。重合硬化の割合が高いということは重合収縮量が大きいということです。加熱重合型床用レジンの場合には、100℃から冷却する際の熱収縮もあります。常温重合型では熱収縮はほとんどありません。その結果、硬化したレジンの寸歩変化は加熱重合型の方が大きくなります。寸歩変化が大きいということは適合性に劣るということで、適合性は常温重合型床用レジンの方が優れる傾向にあります。

表2-5　加熱重合型と常温重合型の比較

	比較		
粉液混合物　液量	加熱	<	常温
重合硬化の割合	加熱	>	常温
機械的物性	加熱	>	常温
耐変色性	加熱	>	常温
寸法変化	加熱	>	常温
適合性	加熱	<	常温

(4) 射出成形型義歯床用レジン

フラスコに填入して重合硬化させるアクリルレジン以外に、射出成型で義歯床を作製するレジンがあります。ポリカーボネートという高分子材料が主に使われています。

射出成型は高分子、特にプラスチックの加工法として工業界では広く使われています。ある温度でプラスチックを軟化して、圧力をかけて型に流し込む方法です。我々の身の回りにあるほとんどのプラスチック製品は射出成型で作られています。

ポリカーボネートはＰＭＭＡに比べて、機械的強度、特に耐衝撃性に優れています。ポリカーボネートは非常に強い高分子なので、工業用や自動車、航空機などに使われています。「象が踏んでも壊れない」という筆箱のコマーシャルがありましたが、この筆箱はポリカーボネートでできています。衝撃強さが大きいので、割れにくく、疲労破壊も起こりにくいという利点を持っていますが、一方で専用の射出成形機が必要となります。近年は、メタルクラスプの代わりのいわゆるノンクラスプデンチャーの素材として歯科臨床で利用されています。ノンクラスプデンチャーの耐久性などについては今後の課題となっています。

7　金属材料

(1)　合金

合金の特徴

歯科用金属はほとんどが合金を使用しています。純粋に100％純金属だけというのは、インプラント材料に使用されている純チタンだけではないでしょうか。かつては、金箔充填と言って薄い金箔を窩洞に詰めていく手法がありましたが、現在ではほとんどやられていません。学生実習でも行っていません。金の性質を利用した点では優れた修復法だと思いますが、手間がかかるし、金箔をたたいて延ばすので患者さんも大変でした。

話を戻します。なぜ、合金にして使用しているのでしょうか？高価な金にわざわざ銅や亜鉛などを加えているのです。一番の理由は合金にすると金属は強くなるからです。金属には転位があると説明しました（Ⅰ章5－1）。転位があるので曲げたり、延ばしたりすることができるのです。合金とは二種類以上の金属元素を混ぜたものです。図2－34を見

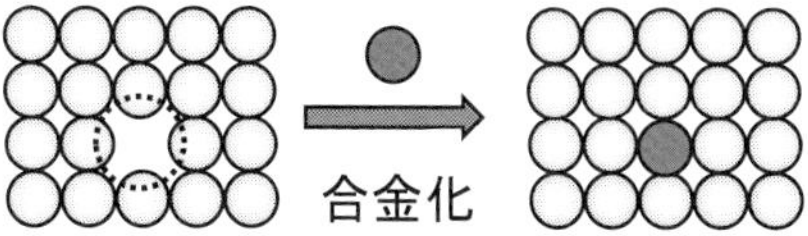

図2-34　合金になると強くなる

て下さい。合金になると、金属元素が他の金属元素と置き換わったり、転位があった所に他の金属元素が侵入したりします。そうすると、全体的に転位が移動しにくくなり、強度や硬さが上がるのです。鉄に炭素をちょっと加えた鉄鋼がその代表です。炭素は最大でも2％程度しか配合されていませんが、鉄に比べると強度が大幅に向上するのです。

合金化すると金属単独よりも融点が下がる場合があります。ろう付けに使う合金がその例です。例えば、銀ろうの成分は主に銀と銅です。銀の融点960.5℃、銅の融点は1083℃ですが、銀ろうは620～770℃ぐらいで溶けます。大分低くなっています。

また、溶融温度ですが、合金化すると、合金が溶ける温度に幅ができます。例えば金の融点は1063℃ですが、金合金の溶ける温度幅は組成によって850～1000℃程度となります。温度幅があるとはどういう事でしょうか？鋳造ができるということです。金単独で鋳造しようとすると、1063℃よりほんのちょっとでも温度が下がると固まってしまいます。鋳造する時の温度制御が大変です。合金では温度幅があるので、ある程度の範囲でも固まらないので、鋳造しやすくなるのです。

金銀パラジウム合金に添加されているパラジウムは、銀がイオウによって黒くなる硫化を防ぐ役割があります（Ⅱ章7－5）。合金化によって錆びや変色などを防ぐことができるのです。

貴金属合金と非貴金属合金

歯科用合金はその成分から大きく貴金属合金と非貴金属合金とに分類されます。非貴金属は卑金属合金などと言われることもありましたが、今はこの記載はほとんどないと思います。貴金属合金としては金合金、銀合金が、非貴金属合金としてはコバルトクロム合金、チタン合金、ステンレス鋼が使われています。ニッケルクロム合金も非貴金属合金ですが、今はあまり使われなくなってきています。英語名から貴金属合金はプレシャスメタル、非貴金属合金はノンプレシャスメタルとも言われます。

何が違うのでしょうか?貴金属は一般に高価です。価格も確かに違いますね。金はなぜずっと金色なのでしょうか?さびないからです。公園の鉄棒やブランコを握ると赤くなることがありませんか?鉄がさびているのです。さびは化学的に言うと酸化反応です。金や銀は酸化反応が起こらないのです。酸化反応が起こらない、すなわちさびない金属が貴金属で、貴金属を主成分とする合金が貴金属合金です。銀の食器や装飾品が黒くなる事があります。あれはさびではありません。空気中のイオウと反応すると銀は黒くなるのです（Ⅱ

章7－5）。

それでは、コバルトクロム合金やチタン合金はさびるのでしょうか？酸化反応が起こるのでしょうか？酸化反応は起こります。実はすでに酸化された状態で使っています。酸化されているのにどうして口腔内で使えるのでしょうか？酸化膜の性質が鉄のさびとは違うのです。鉄のさび、すなわち鉄の酸化膜はやすりでこすればすぐに取れますね。コバルトクロム合金やチタン合金、ステンレス鋼の酸化膜はやすりでこすっても取れません。これを不動態被膜と言います。これについては後でまた詳しく解説したいと思います（Ⅱ章7－6）。

(2)　固溶体

歯科用合金はほとんどが固溶体です。固溶体とは何でしょう？読んで字の如くです。すなわち、固体だけど溶けあって一体化している物です。どういう事でしょうか？合金を溶解するとどろどろの液状になります。どろどろの液体の時には当然、お互いの金属原子同志は溶け合って混ざり合っています。これを冷やしていくとある温度幅で固まっていきます。固まった状態でもお互いの金属原子が別々にならずに、お互いに混ざり合って、あたかも溶けあっているかのようになっている状態が固溶体です。

固溶体は混ざりあう金属原子の大きさによって置換型と浸入型に分かれます（図２－35）。置換型は金属原子の大きさがほぼ等しい場合で、ある金属原子が他の金属原子に置き換わった、すなわち、置換した構造をしています。金と銅、金と銀などはこの形となります。歯科用金合金はほとんど置換型固溶体です。この場合、お互いの金属原子の並び方がばらばらな不規則格子と交互にきれいにならんだ規則格子とがあります。金合金に硬化熱処理を行うと、不規則格子が規則格子に並び変わり、合金が硬くなります（Ⅱ章７－４）。

混ざり合う金属原子の大きさが違う場合、大きな金属原子の隙間に小さな金属原子が入り込みます。小さな原子が浸入しているので浸入型固溶体と言われています。鉄鋼は鉄と炭素の合金ですが、この場合、炭素元素はかなり小さいので鉄

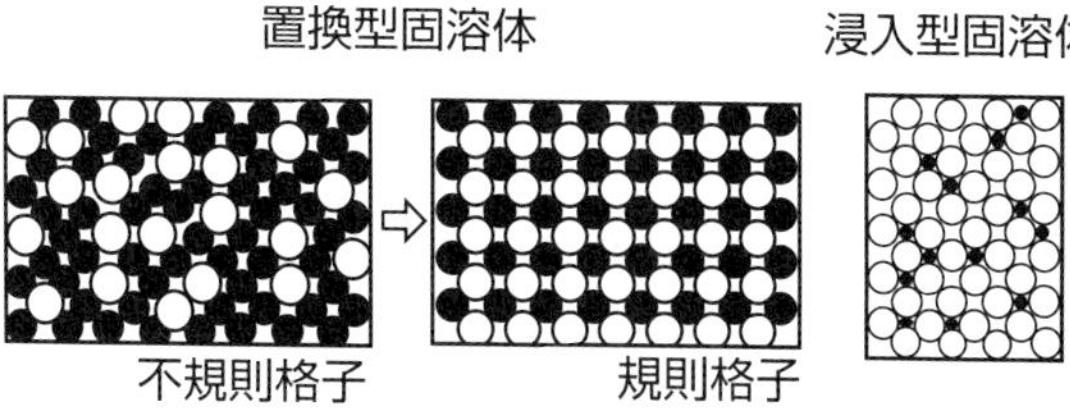

図 2-35　置換型固溶体と浸入型固溶体

原子の並んでいる隙間に入ることができます。これが浸入型固溶体です。

歯科用合金のほとんどは固溶体と言いました。他は金属間化合物と言われる合金です。金属の間で化合しているということでしょうか？例えば金合金であれば、金は何%、銀は何%、銅は何%と言うように割合で表します。金原子と銀原子の比率は決まっていません。これに対し金属間化合物ではそれぞれの金属の組成は整数の比で表せます。歯科用合金で金属間化合物はあまりありません。アマルガム合金のスズアロイ（Ag_3Sn）、形状記憶効果や超弾性を示すニッケルチタン合金ぐらいです。それぞれ金属原子の比率が、Ag:Sn=3:1、Ni:Ti=1:1 と決まっているのですね。

(3) 加工硬化&熱処理

金属をたたいたり、延ばしたり、曲げたりすると硬くなります。金属ワイヤーを何回も曲げているとそのうちに、ぽきっと折れることがあります。金属は塑性変形、すなわち自由に形を作れるのに、どうして折れてしまうのでしょうか？

金属をたたいたり、延ばしたりすることを加工と言います。そして、金属は加工すると硬くなります。加工硬化と言います。どうして加工すると硬くなるのでしょうか？

金属が変形できるのは転位があるからです（Ⅰ章5－1）。硬くなるということは、変形しにくくなるということです。では、硬くなったのは転位がなくなったからでしょうか？実はその反対です。たたいたり、延ばしたりすると転位は増えていきます。転位が増えたのに硬くなるのは、実は増えた転位が移動しにくくなったためです。加工によって増えた転位は、お互いが邪魔をしあうのです。転位がランダムに増えすぎて、転位同士が引っかかったり、転位がもつれたりして動きにくくなるのです。その結果、硬くなるのです。ちょうど、交差点で信号が壊れて車が身動きできない状態のようなものでしょうか？信号が直れば、車はスムーズに動くようになります。

金属をきれいに曲げることはできたが、その結果、硬くもろくなってしまっては使えません。そこで形をそのままで、金属の性質だけを変える必要があります。それが熱処理です。加工した金属をある温度で加熱する、焼きなましを行なうと、硬さが元に戻ります。加工して硬くなるのは増えた転位がもつれて絡み合った結果です。加熱すると、もつれた転位の絡み合いが取れます。交差点の信号が直ったのですね。さらに加熱すると、絡み合いが取れた転位は原子の移動により消えていきます。これが再結晶です。この結果、加工した形はそのままで、元の硬さに戻すことができるのです。

金属の強さには転位が関係しています。転位が多いか、少ないか、もつれているかどうか?こんな事を考えて金属を見てみると、転位が見えてくる気がしませんか?

(4) 金合金

金合金は金が主成分の合金です。インレー、クラウン、ブリッジなどに使われる鋳造用金合金と、陶材焼付用金合金に分類されます。陶材焼付用金合金はカタログなどにはメタルセラミック修復用と記載されることもあります。

まず、鋳造用金合金について解説しましょう。鋳造用金合金の金以外の成分は、銀、銅、白金、パラジウムなどです。金の次に銀、銅が多く、白金、パラジウムは数パーセント添加されています。

カラット別金合金

金合金中の金の割合は通常、重量%で表します。特殊な表し方として、カラット表示があります。〝カラット〟はダイヤモンドなど宝石の重さを表す数値として使われることもあります。金の割合を表すとき、金100%を24カラットとします。K24あるいは24Kと表示しますが、このKは〝karat〟のKです。日本語の金（Kin）と通じるので、24金などと言う事もあるようですが、本当の意味とは違います。24Kが金100％ですから、例えば14K金合金の金含有量は100x（14/24）=58.3333…となり、約58.3％となります。

タイプ別分類

金合金の分類としては、カラット別以外に、ISO（international Standard Organization、国際標準化機構）によって決まっている規格があります。また、国内ではJIS（日本工業規格）によって分類されておりますが、JISの規格はISOと対応しています。JISもISOも一緒です。メーカーのパンフレットにはADA規格というのもありますが、ADAはアメリカの規格で、これが無くなってISOに置き変わっています。ISOでは規格の見直しが進められていて、修復用金属材料は素材に関係なく用途でタイプ0からタイプ5までの六種類に分類されています。その中で鋳造用合金は四種類に分類されます。表2－6にこの四つの分類を示します。

すなわち、タイプ1、タイプ2、タイプ3、タイプ4と四種類に分類され、タイプ1が最も金含有量が多く（83～88％程度）、タイプ2、3、4となるに従って金含有量が低下し

表 2-6　金合金の JIS 分類

種類	性質	用途	金含有量の割合	銅含有量の割合	溶融温度	機械的強度
タイプ1	軟　質	インレー	多	少	高	低
タイプ2	中硬質	インレー,アンレー	↑	↓	↑	↓
タイプ3	硬　質	アンレー,クラウン,ブリッジ	↑	↓	↑	↓
タイプ4	超硬質	バー,クラスプ,床,フレームワーク	少	多	低	高

ます。タイプ4が金の含有量が最も少ないのです。それでも70％程度は含んでいますから、14K金合金よりは金の量は多いことになります。カラット別合金と対比すると、20K（金含有量＝約83％）はタイプ1またはタイプ2に、18K（金含有量＝75％）はタイプ2またはタイプ3に相当しています。

タイプ2、3、4となるに従って金含有量が減る代わりに、銅の割合が増えていきます。銅が増えると、溶融温度が下がります。タイプ1では溶融温度が1000℃近い金合金もありますが、タイプ4では溶融温度は850℃位まで下がります。また、銅が増えると、機械的性質は向上します。すなわち、引張強さや硬さが増します。伸びは逆に低下します。タイプ1が最も柔らかく、タイプ2、タイプ3、タイプ4となるにしたがって硬さや強度は向上して、伸びは小さくなります。表2－6

を改めてながめると、口腔内での力のかかり方によってそれぞれを使い分けているのが分かると思います。

硬化熱処理

金と銅は大きさが等しいので、先に述べましたが、置換型固溶体を形成しています。この置換型固溶体は、熱処理によって金と銅の規則格子を作ることができます。規則格子ができると合金はさらに硬くなります。これが硬化熱処理です。

合金を鋳造すると、冷えて固まるのに場所によって時間差が生じます。もちろん非常にわずかな時間です。でもこのわずかな時間のずれでも、例えば、金と銅の固溶体を考えてみると、最初に冷えて固まった金と銅の固溶体と、最後に冷えて固まった金と銅の固溶体とでは、金と銅の割合が違ってくることがあります。これを偏析と言います。偏って析出するという事ですね。この偏析があると、耐食性が悪くなり、機械的性質にも影響します。そこで、この偏析を取り除く熱処理をします。それが軟化熱処理です。鋳造後の金合金を700℃まで加熱して急冷します。加熱すると偏析が取り除かれ、それをそのままの状態に保つために急冷するわけです。この熱処理で合金の引張強さや硬さが小さくなり、軟らかくなるので、軟化熱処理と言いますが、偏析をなくすという意味で、溶体化処理とも言います。

溶体化処理して、金合金の組織は均一になっていますが、金と銅の並び方はバラバラです。不規則格子になっています。これをさらに450℃程度に加熱してから、ゆっくり冷やします。そうすると、金と銅が規則的に並ぶようになります。規則格子ができるのです。これが硬化熱処理です。タイプ1、タイプ2金合金は硬化熱処理ができません。硬化熱処理ができるのはタイプ3、タイプ4です。これはある程度の銅の量がないと、金と銅の規則格子ができないからです。

白金加金

白金加金は金合金に白金（プラチナ）を多めに配合した金合金です。白金の量が多いのでPGA(Platinum Gold Alloy)とも言われます。機械的性質はタイプ4に相当しています。機械的強さが強いので、ロングスパンのブリッジやクラスプなど強度のかかる部位に用いられています。硬化熱処理が可能な金合金です。

白金は白い金と書きますが、もちろん白ではありません。どちらかと言うと銀色がかった金属です。白金は自動車の排気ガス浄化の触媒や抗がん剤（シスプラチン）として使わ

表 2-7　タイプ別鋳造用金合金と陶材焼付用金合金の組成の違い

	組成
タイプ別鋳造用金合金	金、銀、銅、白金、パラジウム その他
陶材焼付用金合金	金、銀、白金、パラジウム、スズ、 インジウム その他

れています。

陶材焼付用金合金

タイプ別鋳造用金合金と陶材焼付用金合金の組成を比べてみましょう（表2－7）。組成は割合が多い順に並んでいます。どちらも、金が主成分で、その次が銀ですが、その後が違います。鋳造用金合金に含まれている銅が陶材焼付用金合金では含まれていません。また、鋳造用金合金には含まれていないスズやインジウムが陶材焼付用金合金には含まれています。同じ金合金と言ってもかなり組成が違います。どうしてでしょうか？

陶材焼付鋳造冠は金属のフレームに陶材を盛り上げて焼成します。そのために金属の溶融温度は陶材の焼成温度より高い必要があります。陶材を焼成する時に金属が溶けてしまっては台無しです。また、せっかくきれいに陶材で色をつけても、下地の金属の色が見えてしまっては元も子もありません。さらに、陶材と金属との間で剥がれてきては困ります。このような問題をクリアーするために合金の組成が検討されています。

銅はご存知のように銅色です。当たり前ですね。銅を入れると陶材の色調に影響を与えます。すなわち審美性が低下します。また、銅は融点を下げます。そこで銅は添加しない方が良い訳です。

銅を金に混ぜると強くなると言いましたが、銅を入れなくてどうやって強くすれば良いでしょうか?白金、パラジウムも金に混ぜると強くなる性質があります。また、白金、パラジウムはそれぞれの融点が1773℃、1555℃と非常に高く、金に混ぜると金合金の熔融温度が上がります。そこで、白金、パラジウムを鋳造用金合金より多めに添加して、合金の強度を高め、溶融温度を高くしています。

スズやインジウムは陶材との密着性を高めるために添加されています。陶材を盛り上げて焼成する時に、スズやインジウムは酸化されます。陶材の方にも酸化スズ、酸化インジウムが入っていましたね。お互いの成分同士がくっついていて、陶材と金属をくっつけていたのでしたね(Ⅱ章5-1)。

(5) 銀合金

銀合金は銀が主成分の合金です。銀合金にも色々な種類がありますが、最も広く使用されているのは、金銀パラジウム合金、いわゆる〝金パラ〟です。金銀パラジウム合金は銀が主成分です。名は体を表すと言いますが、〝金パラ〟と言うと、金とパラジウムだけのように感じられ、銀という文字がどこにも入っていなくて、理工学的にはかなり違和感を覚えます。組成から言うと、本当は、銀パラジウム金合金、略せば〝銀パラ〟なのでしょうが、JISでも金銀パラジウム合金としていますので、本書もそれに従っていきます。

金銀パラジウム合金の組成はJISで規定されています。金12％以上、パラジウム20％以上、銀40％以上です。〝以上〟と言う表現が面白いですね。この組成に落ち着くまでに紆余曲折があったようです。

銀はイオウによって黒くなります。硫化と言います。口の中にイオウがあるか？あるのです。口臭の主成分であるメルカプタンはイオウ化合物です。すなわちこのメルカプタンによって銀が黒くなってしまいます。金やパラジウムには、この硫化反応を抑える性質があります。パラジウムには、さらに合金の強度を向上させ、金は耐食性を向上させる働きがあります。

近年、パラジウムの価格高騰や安定供給が問題になっていますし、金の価格も保険適応としてはどうかと言う声をよく耳にします。金やパラジウムの組成について見直しが行われた事がありますが、例えば、パラジウムの組成を1％減らすと金が3％余計に必要になり、結局、今の組成を大幅に変えてパラジウムの量を減らすという事はできませんでした。

金パラの代替品の開発という要望も現実にかなりあるようです。先に述べたジルコニアがその代替の第一候補でしょうか？また、海外ではコバルトクロム合金がかなり使われています。積層造形法（Ⅱ章9－3）という新しい技術を用いて作製したコバルトクロム合金のインレーやクラウンなどが臨床に使われ始めています。金パラの代替となる事ができるでしょうか？今後のさらなる検討が必要ですね。

(6) コバルトクロム合金

コバルトクロム合金は歯科では義歯床用金属として、整形外科領域では人工股関節、人工膝関節として使われてきました。生体安全性の高い合金で、古くから使われてきました。主成分はコバルトです。それ以外の成分は、クロム、ニッケル、モリブデンです。ニッケルは金属アレルギーの問題があり、ニッケルを含まないニッケルフリーのコバルトクロム合金も開発されています。鋳造用以外に加工用にも用いられていて、クラスプ用、矯正用、バー用と三種類に分かれています。

コバルトクロム合金は比重が小さく、すなわち軽いので義歯床用金属としての利点を備えています。また、耐食性にも優れています。反面、硬くて研磨が困難なので、バレル研磨や電解研磨などの特殊な研磨を行なっています。

バレルとは、たるという意味です。たるの中に金属補綴物と研磨材、水、コンパウンドを入れて、たるごと回転や振動を与えて研磨する方法です。この方法は硬いコバルトクロム合金や研磨の難しいチタン合金だけではなく、やわらかい材料であるメタクリルレジン義歯床にも応用できます。電解研磨は、電解質溶液中に研磨される金属補綴物を浸し、電気を流して表面からイオンを出して研磨する方法です。電解質溶液としては、リン酸、過塩素酸、フッ酸、酢酸などを混合して用いています。

コバルトクロム合金は、溶融温度が1300～1400℃とかなり高く、鋳造収縮率も2％程度と大きいので、クリストバライト埋没材を用いて通常のブローパイプで鋳造することはできません。非石膏系埋没材であるリン酸塩系埋没材で埋没して、空気ではなく酸素を使ったブローパイプやアーク溶解、高周波溶解などの専用の装置を使って行います。アーク溶解はアルゴンガス中で高電圧をかけてプラズマを作り、このプラズマで金属を溶解します。プラズマとは雷ですね（Ⅱ章8－2）。高周波溶解は高周波誘導加熱というちょっと難しい原理で金属を溶かしています。これはIHクッキングヒーターと同じ原理です。コイルに高周波電流を流して磁場を作って、金属を発熱させて溶解させる方法です。いずれにしろ、専用の装置が必要となってきます。

不動態被膜

コバルトクロム合金は生体安全性が高いと言いました。また、耐食性にも優れていると言いました。前にも言いましたが（Ⅱ章7－1）、コバルトクロム合金の表面には、やすりでこすっても壊れない丈夫な酸化被膜があります。この酸化層は成分のクロムの酸化被膜です（図2－36）。クロムは空気中の酸素と瞬時に反応して、酸化膜を作るのです。ですから、この酸化膜を機械的に削り取っても、酸素がある限り、すぐにまた酸化膜ができます。この丈夫な酸化膜は、金属表面の状態

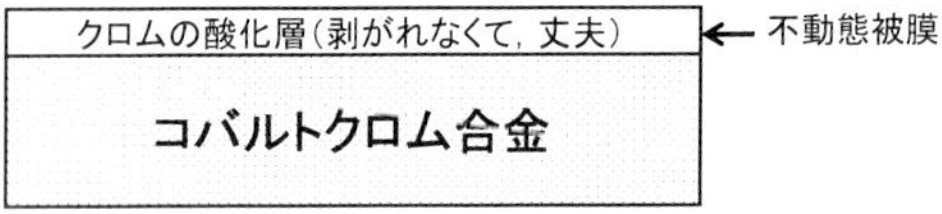

図 2-36　不動態被膜

を安定化するという意味で、不動態被膜と言われています。この不動態被膜が金属を保護する役目もしています。また、不動態被膜がコバルトイオンやクロムイオンなどを合金から溶出するのを抑えているのです。金属イオンは溶出すると、金属アレルギーを起こしたり発がん性が高くなったりしまし、腐食しやすくもなります。コバルトクロム合金では不動態被膜が金属イオンの溶出を抑えていますから、生体安全性が高く、耐食性にも優れているのです。

後述するステンレス鋼も表面にクロムの酸化層である不動態被膜ができています。チタンやチタン合金の場合にも不動態被膜ができています。チタン合金の場合、不動態被膜はチタンの酸化膜です。チタンも酸素とすぐに反応して丈夫な酸化膜ができます。この酸化膜、すなわち不動態被膜が耐食性を高めるとともに、チタンの場合にはオッセオインテグレーションにも関与しています。

コバルトクロム合金の金属床や矯正線としての用途は、チタンやチタン合金にとって変わられつつありますが、鋳造、加工とも異なる積層造形法（Ⅱ章9－3）という新しい技術の開発によって臨床での適応が広がることも期待できます。鋳造法よりも適合性に優れた補綴物を製作することができます。

(7) チタン、チタン合金

チタンの特徴は、何と言っても軽いという事です。比重は金合金の約1─4、コバルトクロム合金やステンレス鋼の約半分程度です。つまり、同じ体積だと金合金の約1─4程度の重さ、コバルトクロム合金やステンレス鋼の約半分程度の重さという事です。チタン床を他の金属床と比べると、びっくりするぐらい軽いのです

チタンは酸素との親和性が非常に高く、表面には TiO_2 の不動態被膜が形成されています。そのため耐食性に優れていますが、反面、鋳造には特殊な条件、例えば、専用の鋳造機で不活性ガス、例えばアルゴンガス雰囲気下などの環境が必要になります。また、弾性率は他の金属に比べると低く、ステンレス合金の半分程度です。ステンレスに比べると曲げやすいと言えます。

チタンは生体安全性の高い金属材料です。金属材料の場合、アレルギー反応が問題になります。チタンによる金属アレルギーは今までほとんど報告されていませんが、最近チタンでも金属アレルギーが起こるとも言われています。アレルギー反応については、まだまだ分からないことが多くあります。今や国民病となっている感のある花粉症も、ある日突然花粉症になるそうです。花粉症の根本的な治療方法もありません。チタンのアレルギー

反応についても、今後、さらなる検証が必要ですね。

チタンの分類、チタン合金

チタンとしては、純チタンまたはチタン合金が使われています。純チタンは表２－８に示すように、ＪＩＳで四種類に分類されています。純チタンと言っても100％チタンではなくて、非常にわずかですが不純物を含んでいます。鉄、酸素、炭素、窒素、水素などを含んでいるのです。このうち、鉄と酸素の量が違っています。１種、２種、３種、４種の順に鉄と酸素の量が増えていきます。その分、チタンの量が減るわけですね。１種が一番柔らかく、４種が最も硬く強度もあります。ＩＳＯタイプ金合金３、４に相当します。４種は１種の倍程度の強度、硬さがありますが、鉄や酸素の量はほんのちょっとしか変わりません。表を見ると、１種と４種で、鉄が0.30％、酸

表 2-8　純チタンの JIS 分類（H4650-2012）

種類	組成（重量％）			引張強さ	伸び	硬さ(Hv)
	鉄	酸素	チタン	(MPa)		
1 種	0.20 以下	0.15 以下	↑	↓	↑	↓
2 種	↓	↓	↑	↓	↑	↓
3 種	↓	↓	↑	↓	↑	↓
4 種	0.50 以下	0.40 以下	↑	↓	↑	↓

Hv：ビッカース硬さ

素が0.25％しか違っていません。これだけしか違わないのに、機械的性質が2倍程度変わるのです。つまり、ほんのちょっとの不純物で機械的性質が大きく変わることになるのです。鋳造時に、ほんのちょっとでも不純物が入ったり、酸素の割合が変わったりすると、機械的性質が大きく変化してしまうことになり、注意が必要ということになるのです。チタンの鋳造が難しかった理由の一つです。現在では、鋳造条件が厳しく制御され、鋳造時の不純物の混入などはなくなりました。

　純チタンよりもチタン合金の方が、強度が高くなります。合金化の効果ですね（Ⅱ章7－1）。金属床やフレームワークなどに使う場合にはチタン合金の方が適しています。インプラントもチタン合金の方が多く使われています。チタン合金としては、チタン－6アルミニウム－4バナジウム（Ti-6Al-4V、ろくよんチタンと呼んでいます）が主流でした。アルミニウム（Al）が6％、バナジウム（V）が4％含まれている合金です。このTi-6Al-4V合金の引張強さは純チタンの二倍以上の値になります。しかし、この合金は成分であるバナジウムのアレルギー反応や発がん性、強い細胞毒性が問題視されています。そこで、バナジウムを含まないチタン－6アルミニウム－7ニオブ（Ti-6Al-7Nb、ろくななチタンと呼んでいます）が開発され、臨床応用されています。また、アルミニウムについてもアルツハイマーの原因となりうるとして、アルミニウムを含まないチタン合金の研究開発もされています。チタンと銅、チタンとジルコニウムなどからなる合金が報告されています。矯正用にはチタンとモリブデンの合金が使われています。

特殊な合金としてニッケルチタン（Ni-Ti）合金があります。この合金は歯科では数少ない金属間化合物です（Ⅱ章7－2）。超弾性、形状記憶という特性を持っています。矯正用ワイヤーやリーマー、ファイルに使われています。超弾性については、矯正用材料（Ⅱ章9－2）の所で説明しましょう。

チタンの腐食

チタンは耐食性に優れた金属材料ですが、近年、チタンインプラントやチタン床の腐食や変色が報告されるようになっています。チタンの酸化膜（不動態被膜）は非常に安定していて、普通の条件では壊れません。硫酸や塩酸などの強酸や乳酸などにもびくともしません。ただ、フッ素イオンには弱く、チタンの不動態被膜はフッ素イオンによって壊れてしまいます。また、水酸化ナトリウムなどのアルカリにも弱い性質があります。

フッ素イオンに弱いので、う蝕予防のフッ化物塗布によってチタンが腐食すると言われています。特に、リン酸酸性のフッ化物溶液ではチタンの腐食が促進される傾向にあるようです。**チタンインプラントを埋入した口腔内でフッ化物を塗布する際には、なるべくチタンインプラントに触れないようにし、水洗をしっかり行うことが大事ですね。**

チタンの研磨

チタンは研磨が難しい材料です。チタン床をコバルトクロム床のようにピカピカにするのには苦労していると聞いています。チタンの研磨は何故難しいのでしょう?チタンを研磨、切削していると、粘った感じになります。展性、延性が高いのです。そのため、研磨したり切削したりしている時に、材料が削れずに押し延ばされてしまい、スメアー層ができてしまう事があります。すなわち、チタン表面が薄い膜で覆われた状態になってしまいます。そのためにうねりが生じたりして、平らな状態にすることが難しいのです。また、砥粒成分がチタン表面に埋め込まれてしまうこともあります。スメアー層がなるべくできないように、できてもすぐ取れるような研磨をする事が必要です。口で言うのは簡単ですが、結構難しいです。スメアー層を作らないためには、研磨する時に大きな力をかけない、研磨圧を高くしない、最終研磨時間を長くする、弱いアルカリ性の薬品で表面を溶かしながら研磨するなどの工夫が必要です。バフ研磨、化学研磨、電解研磨などが行われていますが、かなりノウハウがある技術になります。また、せっかくきれいに研磨しても口腔内に装着している間に曇ってくるという問題もあるようです。チタンの表面状態をきれいに作って長持ちさせるには、まだまだ課題が残っています。

(8)　ステンレス鋼

ステンレス鋼は、医療用としては骨折固定プレートやピンなどに、歯科分野では矯正線やバー、各種インスツルメントとして広く使われています。洗口用にも以前はステンレスコップが使われていましたが、近年は紙コップが多くなっているようです。日常生活では、キッチンや鉄道など、水や湿気のある場所で使われています。毎日水を流すキッチンで使っても、雨にさらされる屋外で使っても、さびないのです。

ステンレスは〝鋼〟です。主成分は鉄です。鉄に炭素をほんのちょっと、最大でも2％程度、いれたものが鉄鋼ですね。これにクロムを約10～20％程度加えたものがステンレス鋼です。その他にニッケルを含有しています。

鉄が主成分ですが、鉄とは色も性質も大分違います。それはステンレスにはクロムが入っているからです。コバルトクロム合金の項で説明しましたが、ステンレス鋼も表面にはクロムの酸化層、不動態被膜があります。この不動態被膜が金属を保護しています。ですから、ステンレス鋼は、鉄のようなさびができず、耐食性が良好なのです。雨に降られても平気なのです。

ステンレスという言葉は、英語のステインとレスとを組み合わせた言葉です。〝ステインレス〟ですね。陶材に色をつけることをステイニングと言いますね。顕微鏡で歯や骨の組織観察するときに染色処理をしますが、それもステイニングと言います。すなわち、白いものに色をつけたりすることです。ステインには、汚れとかしみとかいう意味がありま す。しみをつけたり、汚れをつけることもステイニングです。〝レス〟は〝ないこと〟ですね。例えば終わりのないことは、エンドレスです。ステインレスは、汚れやしみがない、汚れやしみがつかないという意味です。また、さびがつきにくい、という意味もあります。キッチンにはぴったりという訳ですね。

ステンレス鋼は炭素やその他ほんのちょっと添加されているケイ素などの配合量の違いでかなり多くの種類があり、ＪＩＳの規格以外にも各メーカー独自のステンレス鋼があります。一言でステンレス鋼と言っても、その性質はかなり違ってきます。

ステンレス鋼には、良く〝SUS（サス）〟という記号がついています。ステンレス鋼を表す記号です。これは何でしょう？SUSとは、Steel Used Stainless の頭文字からなる略号です。つまり、汚れにくくさびにくい用途に使われる鋼という意味ですね。歯科ではSUS313、SUS315L、SUS304などの種類のステンレス鋼が使用されていますが、これらだけでも十種類以上あります。また、矯正線用として、18－8ステンレス鋼というのが使われていますが、これは18％クロム、8％ニッケルからなるステンレス鋼です。

磁性アタッチメントにもステンレス鋼が使われています。サマリウムやコバルトからなる磁石と組み合わせて、ヨーク、キーパーと呼ばれる部分に使用されています。このステンレス鋼はニッケルを含んでいません。クロムの含有量を30％程度にまであげて、耐食性を高めています。

(9)　ニッケルクロム合金

ニッケルクロム合金は、ニッケルとクロムからなる合金で、かつてはクラウン、ブリッジや陶材焼付用として臨床で広く使用されてきました。クラウン、ブリッジ用のニッケルクロム合金は、ほとんどが国産品です。加工性は比較的良好でした。ちなみに、電気ストーブや電気コンロに使われているニクロム線もニッケルとクロムの合金です。

近年、ニッケルイオンによる金属アレルギーの報告が増え、発がん性も指摘され、北欧などでは使用が禁止されています。また、我が国では、発がん性の高いベリリウムを添加した製品が海外から出回り、社会問題になったこともありました。臨床の場での、ニッケルクロム合金の使用頻度は以前に比べてかなり減少しています。いずれはなくなってしまうと言われています。アマルガムと同じ運命をたどるのですね。

8 インプラント材料

(1) インプラント素材

インプラント材料としては、まず、一九三〇〜一九四〇年代にかけてステンレス鋼やコバルトクロム合金などが使用されました。ステンレス鋼は骨折固定用プレートとして、コバルトクロム合金は人工関節として整形外科領域で広く使用されています。歯科でも義歯床用金属材料として古くから使われてきました。高分子材料は強度が弱く生体内での耐久性や未反応モノマーの溶出によるアレルギー反応などの安全性に問題があり、未だ実用化はされず、研究開発もほとんど行われていません。

人工材料と顎骨との反応を大別すると表2－9の様になります。ステンレス鋼やコバルトクロム合金では線維性結合組織による被包化が起こります。これは生体組織の異物認識の正常な防御反応なのです。チタンやアルミナなどは骨と直接接触します。チタンの骨との接触は特にオッセオインテグレーションと言われ、現在のインプラントはこの考えのもとに成り立っています。オッセオインテグレーションとは何でしょうか？オッセオインテグレーションとは光学顕微鏡で骨とインプラントの界面を観察した時に、その境界に結合組織が介在していないことと定義されています。図2－37に示すように骨とインプラントが直接接触しているのです。しかしながら、骨とチタンインプラントの界面を、光学顕微鏡よりもっと細かい

表2-9　インプラント体と顎骨との反応

材料	組織反応
ステンレス鋼 コバルトクロム合金 PMMA	線維性結合組織による〔被包〕
チタン，チタン合金 アルミナ	オッセオインテグレーション 〔骨接触〕
生体ガラス ハイドロキシアパタイト 第3リン酸カルシウム	〔骨結合〕

レベルで観察できる電子顕微鏡で観察すると、実はチタンと骨とは直接くっついていなくて、その境界には中間層があることが分かりました。これについてはまた後で詳しく解説します。

生体ガラスやハイドロキシアパタイト（以下アパタイト）、第三リン酸カルシウム（TCP）は骨と化学的に結合します。インプラントとしては最適な材料であると思われますが、脆性材料である、つまり脆いという大きな欠点があり、それが大きな落とし穴になりました。大きな力がかかった時に変形できずに割れてしまうのですね。

チタンのオッセオインテグレーション

現在、インプラント材料として最も広く使われているのはチタンです。今や、チタンのオッセオインテグレーションは当たり前のようになっています。一九五〇年代

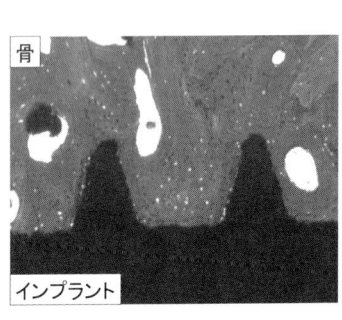

図2-37　チタンインプラントのオッセオインテグレーション

にスウェーデンのブローネマルク博士がウサギの脛骨にチタンがくっつくことを見出したのがその始めと言われています。チタンが骨にくっつく現象をオッセオインテグレーション（osseointegration）と名付けました。

チタンインプラントはどうしてオッセオインテグレーションするのでしょうか？骨とチタンとの境界を例えば電子顕微鏡で観察すると、実は骨とチタンは直接結合していないことが分かりました。無定形構造物からなる中間層を介して結合しているのです（図２－38）。オッセオインテグレーションの詳細なメカニズムは未だ不明ですが、例えば、次のようなメカニズムが提唱されています。まず、チタン表面に骨形成に関連するタンパク質が吸着し、これらが骨芽細胞とくっつく。つまり、骨芽細胞はタンパク質を介してチタンにくっつく訳です。チタンにくっついた骨芽細胞はコラーゲンなどを産生し、チタンの回りに骨ができ

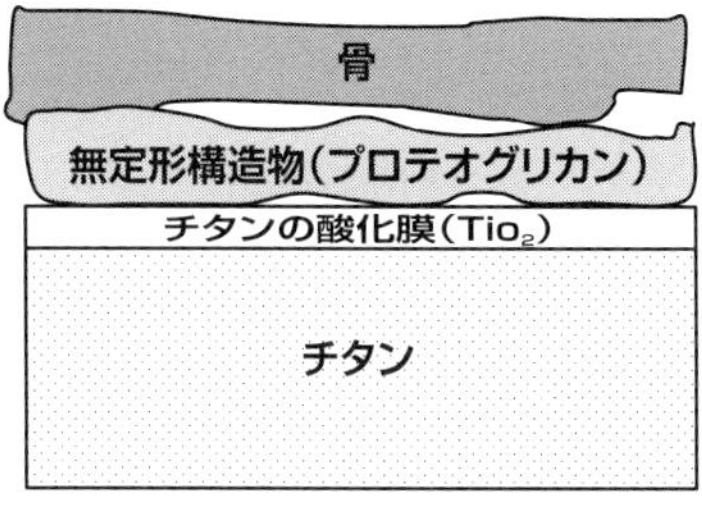

図2-38　チタンと無定形構造物

始める。同時に骨芽細胞の周囲にプロテオグリカンなどの糖タンパク質ができてチタンとくっつく。すなわち、骨とチタンの間にこの糖タンパク質の無定形構造物ができることになるのです。こうして、オッセオインテグレーションが獲得されるという訳です。

オッセオインテグレーションを獲得するまでの間に線維性結合組織の侵入を防ぐことが大切です。細菌感染などでオッセオインテグレーションが獲得できない場合には、インプラントと骨との間に結合組織が侵入する、いわゆるダウングロースが起こることになります。

オッセオインテグレーションに関しては、その言葉と機能が先走りしてしまい、その中身の検証、どうしてオッセオインテグレーションするのか?どうやってオッセオインテグレーションを獲得するのか?などといったことに関しての詳細な検討は、未だ不十分です。インプラントの研究はまだ終わっていません。インプラント治療をより確かなものにするために、基礎的な検討がこれからもまだまだ必要なのです。

チタンインプラントの表面処理

市販チタンインプラントには、様々な表面処理がなされています。基本的には、表面が粗くなると細胞の付着や骨形成が促進され、骨との結合は向上します。今までに、サンドブラスティング法やチタン粉末をプラズマスプレー法で吹き付けて粗くする方法（TPS、Titanium plasma sprayed surface）、フッ酸やフッ酸と硫酸を混合した酸などでエッチングする方法などが知られています。サンドブラスティング法ではチタン表面を大きく粗くしますが、酸エッチング法ではチタン表面に小さな凸凹が形成されます。

通常、金属補綴物をサンドブラスト処理する時は粒形50ミクロン程度の大きさのアルミナ粒子を使っています。近年、粒形250〜500 µmと比較的大きな粒子でサンドブラスト処理を行い、その後にフッ酸と硫酸との混酸などで酸エッチングを行うSLA（sand-blasetd with large-grit and acit-etching）処理が骨形成に優れていると報告されています。さらに、SLA処理したチタンインプラントを処理後、直ちに生理食塩水につけてシールドされたものも製品化されており、SLAよりも早期の骨形成が認められています。他にも、放電加工といってアーク放電で加工する方法や、電気分解を利用した陽極酸化法などが知られています。

これらに対して、紫外線（UV）をチタンに照射する表面処理が注目を集めています。UV処理によりチタン表面が親水性になり、骨形成能が向上すると言われています。元々、チタンに紫外線を照射すると触媒作用を示す、つまり光触媒効果があることは一九七〇年代に見出された現象です。チタンインプラントに紫外線照射をすることによりチタン表面がきれいになり、さらに光触媒作用によってチタン表面に水酸基がより多く形成されたために、骨形成能が向上したのだろうと推察されています。

前述のSLA処理後に生理食塩水につけてシールドした場合にも、チタン表面は親水化しています。つまり、紫外線照射と同じような効果が得られているのです。この場合、生理食塩水につけてシールドすることで、一度作った親水性表面を維持しています。

すなわち、ただ、単純に表面を粗くするという形状だけでなく、親水性という性状にも注目して表面処理が検討されています。親水性表面をどうやって作るか？また、作った親水性表面をどうやって維持するか？これからの検討課題ですね。

アルミナとアパタイト

セラミックスとして、今までにアルミナやアパタイトを素材として用いたインプラントが主にわが国で開発され、臨床にも用いられてきました。一九七〇年代にはアルミナを用いたインプラントが実用化されました。アルミナに微量の鉄やチタンを含んだものは、青い宝石となりサファイアとなります。そのためこのインプラントはサファイアインプラントとも呼ばれました。ちなみに、アルミナに微量のクロムが含まれたものは赤い宝石であるルビーとなります。どちらも主成分はアルミナですが、微量成分が違っているのです。宝石ですから非常に硬い訳です。

アルミナインプラントは表２－９にあるように、骨と直接接触しています。生体不活性、英語でバイオイナート（bio-inert）と言われています。それに対して、アパタイトを始めとするリン酸カルシウム化合物は骨との骨適合性に優れており、骨と直接化学結合する材料で生体活性、バイオアクティブ（bio-active）と言われています。リン酸カルシウムとは、文字通りリン酸とカルシウムからなる化合物で、アパタイトやトリリン酸カルシウム（ＴＣＰ）が良く知られています。アパタイトを人工的に合成し、インプラント体として利用しようとする研究もやはり一九七〇年代ごろから行われていました。

一九七〇年と言うのはエポックメイキングな年なのでしょうか？この年に大阪で万博（万国博覧会）が開催されました。ＧＮＰ（国民総生産）がアメリカに次ぐ世界第二位となり、高度経済成長時代から安定成長期、バブル期へと経済が進むにつれ、国民の健康志向も高まり、インプラント治療への期待も高まってきたからなのでしょうか？

インプラントとしてアパタイト焼結体が用いられました。焼結体とは文字通り、焼いて結合させて固めることです。瀬戸物と言われる陶器や磁器も焼結体です。一般に磁器の方が焼結温度は高い傾向にあるようです。アパタイトには水酸基（-OH）があるので、普通に焼結すると水が抜けて分解してしまいます。アパタイト焼結体を作る技術はかなり高度な技術で、この技術も日本が進んでいます。アパタイトを緻密焼結、つまり隙間なく焼き固めてインプラントとして用いていました。

アパタイトは組成が骨組織に類似していて、骨結合力に優れていることが報告されています。インプラント材料として見た場合、骨と直接くっつくことは魅力的であり、安全性の面でも優れています。アパタイト焼結体をフィクスチャーとして用いた臨床も多数報告されました。しかしながら、骨とくっつくアパタイトも骨と馴染むアルミナもどちらも脆性材料ですので、脆い材料です。強度、耐久性に問題があり、口腔内での破折、破壊などの恐れが指摘され、現在ではアパタイト単独、アルミナ単独のインプラントは姿を消してしまいました。しかしながら、アパタイトの骨とくっつくという性質を何とか生かそうとして考え出されたのが、後述するアパタイトコーティングインプラントです（Ⅱ章8－2）。

ジルコニア

近年、メタルフリーシステムを目指して、ジルコニアインプラントの臨床応用が注目されています。ジルコニアとしては、前述のように部分安定化ジルコニアが使われています（Ⅱ章5－2）。破壊靭性に優れているので、普通のセラミックスのような脆性、すなわち脆い性質はなくなり、口腔内での破折の心配がなく、耐久性にも優れているので、インプラントとしての使用にも十分耐えうると考えられています。欧米ではすでに製品化されています。

ジルコニアインプラントの骨適合性に関しては、オッセオインテグレーションが獲得できるという報告もありますが、チタンと比較するとまだ満足できるほどではないという報告もあります。ジルコニアにアパタイトコーティングをする試みも報告されています。まだまだ長期のエビデンスには不十分な点もあるとの声もありますが、メタルフリーインプラントとしてこれからの進展が期待されています。

(2)　アパタイトコーティングインプラント

アパタイトが骨とくっつくという特徴を生かして、何とかアパタイトをインプラントに使えないかと考えだされたのが、アパタイトコーティングインプラントです。骨と接する表面を骨にくっつくアパタイトで被覆し、中身を機械的強度と生体新和性に優れたチタンとするアイデアは、お互いの材料の利点を生かし、欠点を補いあう優れたデザインだと思います。これでインプラントは完成だと思ったものの、そうは問屋がおろしませんでした。開発当初、アパタイトコーティングはほとんどがプラズマスプレー法で製作されていました。プラズマとは分子が電子と陽イオンとに分かれた状態で、非常にエネルギーが高いものです。あの雷もプラズマです。プラズマスプレー法では、アパタイト粉末を約一万℃〜二万℃という非常に高い温度のプラズマフレームで溶解し、チタン表面に吹き付けてアパタイトコーティングインプラントを製作します。雷でアパタイトを溶かすと想像して下さい。多分、アッと言う間にとけてしまいます。この方法で製作したアパタイトコーティングインプラントは、臨床的に好成績を残した症例もありましたが、上手く行かない場合もありました。その原因は幾つか考えられます。非常に高温でアパタイトを溶かしますから、アパタイトが分解してしまい、コーティングされたアパタイトの組成が元のアパタイトと変わり、時にはアパタイトではなくなってしまう、アパタイトの結晶性が変わって、アパタイトが溶解しやすくなる、アパタイトとチタンとの密着性が十分でなくアパタイトが剥がれてしまう、製品間でアパタイトの組成や結晶性などにバラつきがある、などの問題点が指摘されてきました。随分問題があったのですね。アパタイトコーティングとして市販されていながら、アパタイト以外の成分も多量に含んでいる製品もありました。現在では、プラズマスプレー後にアパタイトを再結晶させたり、アパタイトの溶融温度を約3,000℃と比較的低温で行うフレームスプレーを用いたり、あるいはTCPをプラズマスプレーした後、水熱処理によりアパタイトに転化させて再結晶化させたりなどの手法により、上記の欠点を改善したアパタイトコーティングインプラントが製品化されています。一般的にこれらのアパタイトコーティング膜は20～50 µm程度の膜厚となっています。

一方、チタンとアパタイトとでは弾性率や熱膨張係数が違うのだから、なるべく薄くて均一な組成のアパタイト薄膜をコーティングすれば、弾性率や熱膨張係数の違いによる影響は抑えられ、アパタイトの骨にくっつくという特性が十分に引き出せるのではないかと考えられ、アパタイト薄膜コーティグインプラントの製作が検討されました。現在、製品化もされています。インプラント周囲の骨組織は常にリモデリングが行われていますから、アパタイト薄膜が骨形成を促進した後、骨形成終期には消失してしまう程度の厚みのアパタイト薄膜であれば十分であるという意見も提唱されています。

現在、我が国では、熱分解法やスパッタリング法で製作したアパタイト薄膜コーティングインプラントが製品化されています。熱分解法とは、2エチルヘキサン酸という有機酸のカルシウム塩を原料とする液をチタンにコーティングし、加熱処理によってアパタイトを製作する方法です。チタン酸カルシウムを中間層としてアパタイトとチタンとの密着性を向上させています。チタン酸カルシウム層は約0.5μm、アパタイト層は3～5μmとプラズマスプレー法で製作したアパタイトコーティングインプラントよりもだいぶ薄くなっています。

スパッタリング法とはチャンバーと言われる真空装置の中をアルゴンガスで満たし、このアルゴンガスをイオン化して、ターゲットである

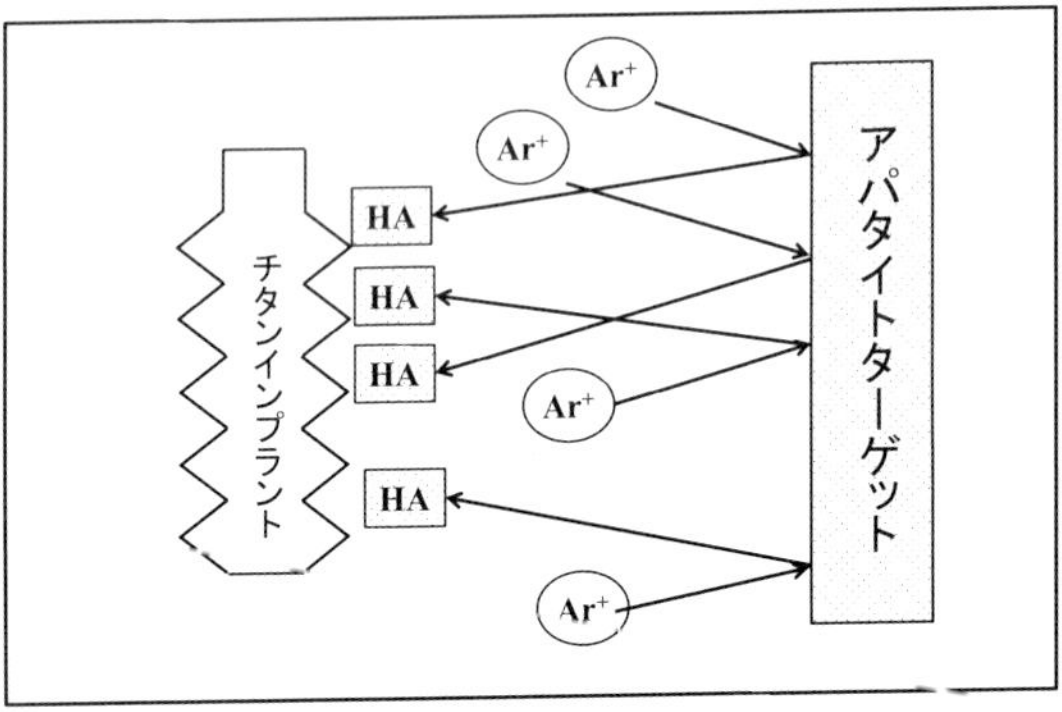

図2-39　スパッタリングの原理図

アパタイトにぶつけて、そのエネルギーでアパタイト分子を飛び出させ、チタンにアパタイトの薄膜を作る方法です（図２－39）。走査型電子顕微鏡の試料作製の時に、試料に伝導性を持たせるために金や白金などを蒸着したことはないでしょうか？あのイメージです。ターゲット分子の飛ばし方が違うのです。スパッタリング法で製作したアパタイト薄膜の厚みは１～２μm程度と、非常に薄いアパタイト薄膜を製作することができます。

アパタイトコーティングインプラントに関しては、現在でも議論が分かれています。アパタイトが骨形成を促進し、骨と強固にくっつくことは明白です。アパタイトコーティングインプラントの機能を発揮させるためには、メーカー側もコーティングされたアパタイトの情報を明確に発信することが必要だと思います。どんな方法で作られて、本当にそれはアパタイトなのか？

アパタイトが生体適合性に優れる原因として、タンパク質の吸着性が高いという事が考えられます。チタンもそうですが、タンパク質の吸着性が高いと細胞だけではなく、細菌もつきやすくなります。アパタイトコーティング部に細菌が触れると、そこで細菌が増殖してpHが低下してアパタイトが溶けやすくなるだけでなく、感染の原因ともなってしまいます。臨床的には、アパタイトコーティング部を完全に骨中に埋入することが大事になってくるのですね。

(3) 骨補填材料

顎骨再建のための骨補填材料として、今までにアパタイトやTCPなどのセラミックス材料や、これらのセラミックス材料とポリ乳酸などの吸収性高分子材料とを組み合わせた複合材料が検討されています。

アパタイトとTCPは何が違うのでしょうか？TCPの中でも骨補填剤としては、β-TCPが用いられています。アパタイトとTCPは、リン酸カルシウムという化合物のファミリーです。兄弟みたいなものでしょうか？表2-10に化学式を書いてみました。似ていますよね。カルシウムとリン酸（PO_4）の数、それとアパタイトにはOHがついているのが違っています。TCPには、さらにα型とβ型があります。

α-TCPとβ-TCPは同じ組成ですが、結晶構造が異なっ

表2-10　アパタイトとTCP

	化学式	略号
ハイドロキシアパタイト	$Ca_{10}(PO_4)_6(OH)_2$	HA
α-第3リン酸カルシウム	α-$Ca_3(PO_4)_2$	α-TCP
β-第3リン酸カルシウム	β-$Ca_3(PO_4)_2$	β-TCP

ています。β－ＴＣＰは低温で安定な形です。これを1125℃以上に加熱するとα－ＴＣＰに構造が変化します。α－ＴＣＰ、β－ＴＣＰ、アパタイトの溶解性を比較するとα－ＴＣＰ＞β－ＴＣＰ＞アパタイトの順となっています。α－ＴＣＰが最も溶解しやすい材料です。このため、α－ＴＣＰやβ－ＴＣＰは生体吸収性材料と言われることもあります。α－ＴＣＰは水と練和するとアパタイトに形が変わります。これを利用した自己硬化型のセメントが製品化されています。

アパタイトとβ－ＴＣＰは骨補填材として利用されています。顆粒状やブロック体があり、組織や血管が侵入しやすい多孔体となっています。従来の多孔体では気孔同士はつながっておらず、組織や血管は材料の中まで侵入していませんでした。その結果、逆に組織の侵入しないデッドスペースができてしまい、さらに多孔体ですから強度が弱いという事で、骨折などが起こることも報告されていました。近年、気孔同士がつながって、かつ、材料の表から裏側まで気孔が連続している連通多孔体が開発され、臨床で使用されています。この連通した気孔に組織や血管が十分侵入し、材料内部でのデッドスペースもできにくいので、強度にも問題がありません。さらに、気孔内に侵入した骨芽細胞に栄養分などを供給することもできます。アパタイト連通多孔体とβ－ＴＣＰ連通多孔体が開発され、臨床で使用されています。アパタイト連通多孔体は材料自体の吸収はありませんが、β-TCP連通多孔体は、生体内で吸収され、経時的に自家骨に置換していくと言われています。強度はアパタイト連通多孔体の方が高いので、適用する部位によって使い分ける必要性も出てきます。

一方、これらアパタイトやβ-TCPなどのリン酸カルシウムセラミックスは、骨のようなしなやかさはありません。脆性材料ですから脆い性質を持っています。また、患部に合わせて形を自由に作ることは難しく、成形性に問題があります。そこで骨のようなしなやかさをもたせ、かつ、成形性を高めるために、アパタイトとコラーゲンからなる複合体やアパタイトとポリ乳酸からなる複合体が開発されています。これらはいずれもコラーゲンやポリ乳酸が生体内で分解されて骨と置換するとされています、

骨補填材の研究は今でも精力的に続けられています。アパタイトは、生体内で吸収分解されませんが、炭酸を含んだ炭酸アパタイトはアパタイトより溶解しやすい性質があります。骨や歯のアパタイトも炭酸を含んだ炭酸アパタイトです。炭酸の量によって溶解性が違ってきます。炭酸アパタイトは生体内で吸収されて骨と置換する材料として研究が続けられています。生体内でアパタイトができる前の物質としてリン酸8カルシウム（OCP）

があります。このOCPを人工的に合成して、骨補填材としての有用性も調べられています。

この様に骨補填材として幾つもの人工材料が研究、開発されていますが、未だに自家骨に優るものはありません。人工材料に成長因子などを組み込んだ手法も検討されています。自家骨は採取に限りがあり、何と言っても患者さんの侵襲が大きいので、自家骨と同等かそれ以上の骨補填材の出現が待ち望まれています。一日も早く現れて欲しいですね。

9　その他　シーラント、矯正用材料そして積層造形技術

(1)　シーラント

シーラント、すなわち小窩裂溝封鎖材としては、レジン系シーラントとグラスアイオノマー系シーラントがあります。当然、どちらにも長所、短所があります。

レジン系シーラントの組成は基本的には、充填用のコンポジットレジンや接着性レジンセメントと一緒です。流れを良くするためにフィラーの配合率を下げています。また、エナメル質との接着性をあげるために接着性モノマーが配合されています。フィラーからフッ素を徐放するタイプとレジン自体からフッ素を徐放するタイプとがあります。

グラスアイオノマー系シーラントは光硬化型グラスアイオノマーセメントとほぼ同じも

のです。光を硬化しない従来型グラスアイオノマーセメントは、硬化時に水分の影響を受けると物性が低下したり白濁したりする感水の影響を受けやすく（Ⅱ章3－4）、シーラントを適用する小児では防湿のコントロールが難しいので、現在はあまり使われていません。

シーラントで大事なのは、長持ちする事、すなわち外れないことと、フッ素徐放の長期持続性でしょうか。長持ちするのはレジン系シーラントの方です。機械的な強度も高いですし、リン酸エッチングするので接着性も高くなります。フッ素の徐放ですが、初期にはグラスアイオノマー系シーラントの方が多く徐放されます。その後、グラスアイオノマー系シーラントではフッ素の徐放量は減少していきます。レジンからフッ素が徐放されるタイプのレジン系シーラントでは初期のフッ素の徐放量はグラスアイオノマー系シーラントよりも少ないですが、長期的にみると長い間、一定量のフッ素をゆっくりと徐放していきます。

レジン系シーラントはレジンですから、リン酸エッチングの際にラバーダム防湿が必須です。一方、グラスアイオノマー系シーラントではリン酸エッチング処理は不要なので、ラバーダム防湿は必要ありません。簡易防湿で十分です。臨床で、レジン系とグラスアイオノマー系の使い分けは、この防湿がポイントでしょうか？

(2) 矯正用材料

矯正用ワイヤー

矯正用ワイヤーとしては、ステンレス鋼、コバルトクロム合金、チタン合金が使用されています。また、チタン合金としては、ニッケルチタン合金、チタンモリブデン合金が用いられています。理工学的にどう違うのでしょうか？

弾性係数を比較すると、ステンレス鋼、コバルトクロム合金はチタン合金の2倍程度あります。弾性係数が高いということは、チタン合金と同じくらいたわませるのに、2倍の力がいるという事です。矯正分野では弾性係数の代わりに、剛性という言葉を使います。剛性は弾性係数と似た意味です。ステンレス鋼やコバルトクロム合金はチタン合金よりも剛性が二倍程度高いのです。

通常、金属材料に弾性限以上の力を加えて塑性変形させると、力を外しても元に戻りません。ですから、曲げたりする加工が出来るわけです。それに対して、ニッケルチタン合金は力を加えて変形させても、力を外すとその変形がなくなり、もとの形状に戻ってしまいます。まるでゴムの様な弾性変形をします。超弾性と言います。また、変形量が変わっても力の変化が小さいという特徴もあります。その結果、小さな力を長い間持続的に出すことができます。弱い矯正力を持続して維持することができるのです。

ニッケルクロム合金の項でも触れましたが、ニッケルによるアレルギーや発がん性が指摘されています（Ⅱ章7－9）。ニッケルの代わりにモリブデンを用いたチタンモリブデン合金も使われています。βチタンとも言われている矯正用ワイヤーはチタンモリブデン合金です。弾性係数はステンレス鋼やコバルトクロム合金より低いですが、ニッケルチタン合金よりは高い値です。ニッケルチタン合金に比べると曲げやすいという特徴があります。ニッケルチタン合金は超弾性なので、力を除くともともとに戻る、すなわち曲げようとしても、元に戻ってしまいやすいのです。チタンモリブデン合金はニッケルがありませんから安全性が高く、かつ、ニッケルチタン合金の加工性、曲げにくさを改良した合金なのです。

審美性の観点から、セラミックスワイヤーやガラスファイバーを含むレジンワイヤーなどが検討されましたが、未だ、実用化には至っていません。金属のようなしなやかさ、曲げやすさを持つ材料はなかなか見当たらないのが現状です。

ブラケット

矯正用ブラケットとしては、ステンレスブラケットが未だ主流です。審美性の観点から、セラミックブラケットやプラスチックブラケットも製品化されています。セラミックブラケットとしては、アルミナ製やリン酸カルシウム製がありますが、セラミックスですので破折が懸念されます。近年はより強度の高いジルコニア製ブラケットが製品化されています。プラスチックブラケットとしては、ポリカーボネート製やポリウレタン製などが臨床で使われています。これらの中には、矯正用ワイヤーとの摩擦を小さくするために、スロット部分をメタルで覆った製品もあります。

(3) 積層造形法

近年、新しい歯科領域の加工技術として特に注目を集めている技術に、積層造形法があります。CAD／CAMほどまだ一般には普及していませんが、積層造形法で製作したコバルトクロム合金による金属フレームなどが臨床で使用され始めています。

積層造形法とは、大まかに言えば、粉末を何らかの方法で固めて積層して、補綴物を製作する方法です。ただ固めるのではありません。コンピュータ上で製作した補綴物をスライスして一層ずつのデータに分解します。この分解データを積み重ねて三次元体を作る訳です。実際には一層ずつ固めて三次元的な立体構造を作るのです（図2−40）。つまり、三次元情報を二次元に分解して、二次元を積み重ねて三次元体とするという事です。層の厚みをどれくらいにするか？原料粉末の大きさや形はどうなっているか？どうやって固めるかなどで精度が違ってきます。

　現在はかなりの数の方法が提唱されています。インクジェットを用いた3Dプリンターもその一つです。粉末の固め方も化学反応やレーザー、電子ビームなどを用いるものなど様々です。ここでは、レーザーを用いて金属補綴物を製作する方法、インクジェットを用いた3Dプリンターで人工骨を作成して顎骨再建に利用している方法について紹介します。3Dプリンターは価格もだいぶ安くなり、一般にも広く使われています。もちろん、3Dプリンターと言っても

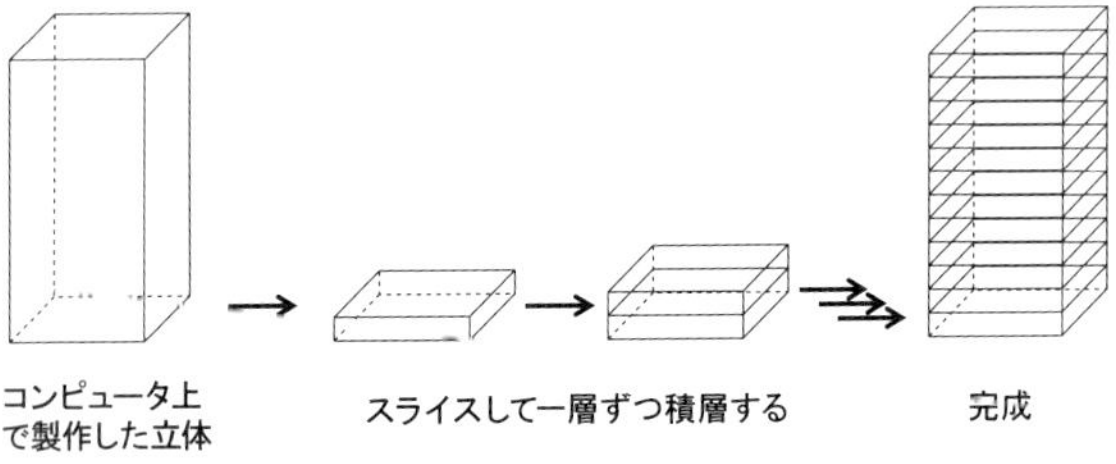

図2-40　積層造形法の原理

3Dつまり三次元でインクを飛ばすのではなく、あくまで二次元データを積み重ねて三次元体としています。

レーザーで金属粉末を溶かして補綴物を製作する方法は、レーザー積層造形法（selective laser melting，SLM）と言われています。金属粉末として、コバルトクロム合金、チタンおよびチタン合金の粉末が使用されています。コバルトクロム合金粉末を用いた金属フレーム製作システムは、臨床でかなりの評価を得ているようです。従来の鋳造法より適合性に優れた補綴物が製作でき、金銀パラジウムの代替としても、レーザー積層造形法を用いたコバルトクロム合金による補綴物が注目されています（Ⅱ章7－5）。

インクジェットを用いた3Dプリンターにも幾つか種類があります。粉末と固め方で使い分けられています。医療用として、インクジェットから硬化液を粉末に噴射して固める方法で人工骨を作って、臨床応用している例があります。この場合、粉末にはα－TCPを使用しています。敷き詰めたα－TCP粉末の上に硬化液を噴射して一層固めます。その上にまた一層粉を敷き詰め、硬化液を噴射して一層固めて行きます。この操作を繰り返すのです。硬化液を工夫することで焼結操作なしに十分臨床で使用できる強度の人工骨が得られているそうです。顎骨の再生医療として期待されています。

歯科領域で実用化されている3Dプリンターとしては、外科手術のための顎骨モデルを石膏で作製するシステムがあります。石膏粉末に微小水滴を噴射して硬化させたり、液体接着剤で固めたりして、積層して造形するタイプがあります。骨切りやインプラントの埋入のシミュレーションなどに使用されています。

インクジェットを用いる3Dプリンターとしては、その他に、光硬化性樹脂のもとになる材料を噴射して、紫外線で固めて積層していく方法もあります。紫外線の方が、波長が短いので精度良い模型が出来ます。この方法で例えば、皮質骨と海綿骨の質感を再現した模型を作製することができ、ドリルでの切削感などの習得などに役立つと期待されています。

レーザー積層造形法や3Dプリンターは今後益々発展することが予想されます。モノづくりに大きな変革をもたらすのはもちろんですが、歯科臨床の現場にも大きな影響をもたらすでしょう。どうなって行くのか、ワクワク楽しみ感でいっぱいです。

おわりに

歯科材料は口腔内という非常に厳しい環境で、様々な制約を乗り越えて臨床で使用されています。そんな歯科材料について、簡単ですが、筆者なりの独断と偏見で解説をしてみました。如何でしょうか？歯科材料に親しみを持って頂けたでしょうか？〝目からうろこ〟とまでは行かないまでも、今までの疑問がちょっとは解けたでしょうか？〝はじめに〟でも触れましたが、本書はいわゆる臨床のワンポイントアドバイスではありません。本書で、日頃臨床で使用している歯科材料がこんな奴だったか！と理解してもらえれば著者として幸いです。

時折触れましたが、歯科材料には日本オリジナルがかなりあります。筆者が海外留学していた時（一九九五年頃）、海外の歯科医が当たり前の様に日本製の歯科材料を使っているのを見て感動した記憶があります。日本の歯科材料の技術はかなりレベルが高いのです。世界でもトップクラスです。最先端の歯科材料を使用しているのです。

とは言うものの、現実には、歯科材料の種類も数も半端ではないです。日々あふれる歯科材料の情報の中で、結局どれが良いの？と悩まれた事も多々あるかと思います。そんな時、まず、その歯科材料の素材は何だろうと考えてみて下さい。金属材料？無機材料？有機材料？それとも複合材料？と分けてみてください。素材が分かれば、その材料の基本的な性質がある程度推定できます。本書をもとに、そのような歯科材料へのアプローチをしてもらえれば、歯科材料がより分かりやすくなってきて、パンフレットの説明や指示書の解説も理解しやすくなるのではと期待しています。

歯科材料は本書で触れた以外にも、まだまだいっぱいあります。新しい材料や技術も日々開発されています。しかしながら、基本的な点では変わっていない場合もあります。何が新しくなって、何が変わっていないか、そんなことを考えてみるのも面白いのではないでしょうか。

本書の内容について、これでは物足りないという意見もあるかと思います。あるいは、あそこはおかしいな？あれはちょっと違うんじゃないの？という批判もあるかと思います。読者の皆様からの幅広いご意見やご批判を頂ければと思っております。電話、ファックス、Ｅ－メール、なんでも結構です。宜しくお願いします。

最後に、本書執筆の機会を与えて頂き、本書の企画から内容にまでご助言頂きましたわかば出版株式会社取締役の三上静男様にこの場をかりて御礼申し上げます。

索 引

記号

数字

B

C

E

H

I

J

L

M

O

P

S

T

U

索　引

あ

い

え

お

か

き

く

け

こ

さ

し

す

せ

そ

た

ち

て

と

な

に

ぬ

ね

の

は

ひ

ふ

へ

ほ

ま

み

む

め

も

ゆ

よ

ら

り

れ

著者略歴

早川　徹（はやかわ　とおる）
鶴見大学歯学部歯科理工学講座教授　工学博士，博士(歯学)

東京大学工学部合成化学科卒業(1979年)，同大学院博士課程(1984年)
日本大学松戸歯学部助手，講師，准教授を経て，現職（2009年）
東京歯科大学客員教授（2012年）

専門は，歯科用チタンインプラントの表面改質，新規骨補填材や足場材料の開発，歯質接着性レジンの開発。

著書に
「最新歯科接着用語解説集(共著)」
「先端再生医療英語活用辞典(共著)」など

臨床家のための歯科材料学「再」入門
—素材からわかる歯科材料のクセと使用上のコツ—　定価(本体1,800円＋税)

2015年3月23日　第1版第1刷発行

著　者　早川　徹
発行者　百瀬　卓雄
DTP組版
印刷所　蓼科印刷株式会社

発行　わかば出版株式会社
発売　デンタルブックセンター 株式会社シエン社

〒112-0004 東京都文京区後楽1-1-10　TEL 03(3816)7818　FAX 03(3818)0837　URL http://www.shien.co.jp

ISBN 978-4-89824-075-5 C3047